FERTILIDAD
Sí se puede, ya no es un problema

Alejandro Segnini Bosch

ISBN

9798223766605

DEDICATORIAS

A mis padres, Rosario y Jesús, y a mis hermanos, Pablo y Jesús
Rafael, por ser permanente fuente de apoyo en mi vida
A mi hijo, José Alejandro, mi mayor motivo de lucha
A mis pacientes, los que lucharon hasta conseguir su meta y
concederme la dicha de haber formado parte de su sueño
A ti, deseando que puedas sacarle el mayor provecho a lo aquí
escrito y puedas lograr el objetivo: tener un hijo

AGRADECIMIENTOS

A Dios por todo, por absolutamente todo, y permitirme poder ayudar a otros

A mis profesores de pregrado, postgrado y especialización médica

A Francisco Navarro Lara, mi maestro editor, por su incondicional tarea de enseñanza

ENLACES DE CONTACTO

Facebook
https://www.facebook.com/fertioccidente
http://facebook.com/Alejandro-Segnini-Bosch
https://www.facebook.com/alejandro.segnini.9
Instagram
https://www.instagram.com/segninialejandro
Twitter
@AlejandroSegniB
Telegram / WhatsApp
+58 4166340393
Email
alejosegninibosch2@gmail.com
YouTube
https://www.youtube.com/channel/
UCJPSDG6ciVj_QuMv5WvWUWw

CONTENIDO

SOBRE ESTE LIBRO

Es un libro para todo público, con orientación hacia parejas que presentan infertilidad. En él se tratan las causas más frecuentes que afectan la fertilidad de las parejas. Se toca el tema de la endometriosis, el síndrome de ovario poliquístico o SOP, la resistencia periférica a la insulina, entre otras. Se enseña de manera práctica algunos aspectos de fertilidad y cómo diagnosticar infertilidad. Se enseña a conocer el ciclo menstrual, los días de ovulación, cómo reconocer estos días y qué días son los más certeros a la hora de tener relaciones y lograr el embarazo. Se exponen los tratamientos y procedimientos más usados para conseguir la fertilidad y tener un hijo, entre ellos, las relaciones sexuales dirigidas, inseminación artificial de semen, fecundación invitro e ICSI. Se tocan temas relaciones con mitos y realidades en el área de la fertilidad relacionados con la posición uterina, las posiciones sexuales que aumenten las probabilidades de embarazo y la fertilidad, alimentos y dietas relacionadas con fertilidad, las posibilidades de embarazos múltiples, gemelares o morochos, la relación entre edad e infertilidad, etc. Se tocan temas relacionados con la psicología de la pareja infértil. Se exponen los avances en áreas de fertilidad como la donación de óvulos u ovodonación, de espermatozoides o espermodonación, y el futuro en técnicas de fertilidad relacionadas con la edad y con pacientes con baja respuesta o baja reserva ovárica. Se expone la relación entre le genética y la infertilidad, y a su vez su relación con la edad materna. Finalmente se da la orientación para ayudar a seguir luchando por conseguir un hijo en aquellas parejas con infertilidad, con énfasis en lo que significa embarazo, ser padres y la verdadera razón de trascendencia por tener un hijo, llevando a la concientización de la fertilidad, el concepto de padres, el concepto de hijo, y el empleo de procedimientos, tratamientos y técnicas para vencer la infertilidad, porque la fertilidad se consigue y la infertilidad se vence, es el momento, sí se puede, ya no es un problema. Somos el milagro de la vida, la creación milagrosa de Dios.

Alejandro Segnini Bosch

PRÓLOGO

Hola, soy el doctor Alejandro y este libro lo he escrito pensando en ti. En él te hablaré sobre infertilidad de una forma sencilla. Conocerás sus causas, cómo diagnosticarlas, el tratamiento y los procedimientos para lograr tu sueño esperado: tener un hijo. Es un libro escrito para todo público, sin conocimiento previo en medicina. Te iré guiando en cada capítulo para que vayas conmigo descubriendo el fascinante mundo de la medicina y el área de la fertilidad de una manera sencilla y didáctica, y así puedas incluso descubrir por ti mism@ dónde podría estar el problema por el que no logras concebir y qué opciones de tratamiento y/o procedimientos de fertilidad son los adecuados para tu caso.

Conocerás sobre mí y sobre algunas parejas que nos mostrarán su historia antes de embarazarse y cómo lograron su sueño. Por como ves, entraremos a un mundo lleno de anécdotas de vida que han conseguido su objetivo, conseguir embarazarse y tener un bebé sano y fuerte que indudablemente les cambió su vida para siempre.

En este nuestro mundo hay algún alma que espera para nacer de una pareja como la tuya, que espera completar su formación y crecimiento espiritual a tu lado bajo tu protección y ayuda, dándote el más bello de los regalos: permitirte avanzar como ser humano espiritual que eres y complementar tus objetivos de vida. Este libro te ayudará a alcanzarlo en forma armónica y sencilla, enseñándote a conocer tu cuerpo y con este conocimiento puedas elaborar un diagnóstico con bastante exactitud, aprendiendo también la forma de tratarlo.

Es un libro único, porque está escrito pensando en tu felicidad, es una consulta médica abierta en páginas, donde la sencillez de la lectura te lleva al mundo de lo complejo de la medicina y está justo al alcance de tus manos.

Recuerda que un bebé nace del amor. Todo lo que tenemos primero se creó en la ilusión y en tener constancia en lo que se desea para alcanzar el sueño. Seré tu mentor en este taller y así puedas alcanzar la cima del

Everest y del infinito, dándote la oportunidad de lograr tu objetivo. Fe y lo que me resta es desearte el mayor de los éxitos para este nuevo camino que has decidido comenzar a recorrer hoy a través de esta lectura. Este es el libro que todos deben tener ¡Adelante!

Capítulo 1
Antes de empezar

Hola, me es grato saber que me estás leyendo y que has decidido emprender este camino de tener un hijo. Nuestra conversación será bastante dinámica y espero puedas aprovechar al máximo lo que acá encontrarás. Primero quiero hablarte un poco sobre mí y así nos vamos conociendo. En mi camino de vida se me fueron dando y presentando situaciones que me han llevado hasta donde estoy ahorita: hablándote sobre fertilidad y sobre tu deseo de tener un hijo. Al inicio de mi carrera en medicina, no sabía en qué especialidad llegaría a desarrollarme. Fue en el 9no semestre de medicina que inicié una pasantía por ginecoobstetricia y esta tenía una micro pasantía por ginecología donde se tocaba ligeramente una consulta por infertilidad en el hospital. En ese momento me comenzó a gustar el tema. Aún conservo el cuaderno donde anoté "esta me gusta". No volví a ver más esta área, me gradué y me fui a hacer la rural exigida por las leyes de mi país en un lugar lejos a 850 kilómetros de casa. Allí estuve 14 meses trabajando como médico general y director de ambulatorio. Fue entonces que en una llamada telefónica que le hice a mi padre, este me comentó de un postgrado en el área de investigación en Biología de la Reproducción Humana. No lo pensé mucho y me fui a Caracas a averiguar sobre la Maestría y comencé a los pocos meses de presentar los exámenes de admisión. Fui el único estudiante que aprobó para entrar a aquel semestre.

Al comenzar la tesis de la Maestría, luego de dos años de materias teóricas y prácticas en laboratorio, vi por prensa que se iniciaba un postgrado clínico en Ginecología y Reproducción Humana. Me dirigí al sitio y apliqué para entrar al postgrado. Esta vez me acompañaron en el postgrado cuatro doctoras. Fuimos 5 los admitidos para comenzar postgrado. Terminé mi tesis en la Maestría y comencé mi formación clínica. Allí estuve tres años. El último año lo acompañé con un Fellow en Andrología Clínica y Seminología con una duración de año y medio. Todo esto en Caracas. Concluida mi formación inicial luego de haberme graduado de médico, regresé a mi ciudad natal donde continué formándome con mis pacientes y comencé a adquirir experiencia.

Mi camino de vida me ha traído hoy adonde estoy, sentado contigo, para llevar lo aprendido a tus manos y que puedas usar como herramienta para tu beneficio y crecimiento. Es por esto que pienso que, así como se me fueron dando las cosas, así mismo se te están dando a ti, y nos hemos encontrado en este momento. Tú me buscaste y yo te busqué.

Comenzaré sin hacerte esperar más a entrar en materia, empezando por definir lo que significa infertilidad. Infertilidad es la incapacidad que tiene una pareja de concebir un embarazo luego de un año de relaciones sexuales frecuentes sin el uso de métodos anticonceptivos. Esta patología afecta alrededor del 8% de la población mundial, y según estudios recientes al 12% de la población latinoamericana. Si revisamos el concepto hay muchas parejas que se creen son infértiles, pero no presentan los criterios para catalogarlas como tal.

Lo primero que vemos es que la infertilidad es un concepto de pareja, los involucra a los dos, tanto a él como a ella. No se puede hablar de infertilidad masculina o infertilidad femenina, lo correcto sería decir infertilidad por factor masculino o por factor femenino. Sin embargo, aunque exista un factor exclusivo masculino o femenino que sea el motivo de la enfermedad, él no puede tener hijos sin ella o ella no puede tener hijos sin él, es decir, la pareja en sí no puede concebir. Es por esto también que, al evaluar la infertilidad, se deben estudiar a ambos miembros de la pareja en forma simultánea, ambos están involucrados y deben ser partícipes activos en la evaluación y tratamiento. No es correcto comenzar evaluando a uno de los miembros de la pareja primero que al otro, o esperar los resultados de alguno de ellos para decidir continuar la evaluación del otro. Puede haber factores de infertilidad combinados, es decir, simultáneamente algún factor masculino y otro femenino en las parejas involucradas. El 40% de las causas de infertilidad son de origen femenino, el 40% masculino y un 20% de origen mixto y desconocido.

Es por esto que desde la primera consulta las evaluaciones deben ser para ambos. Por lo regular la evaluación femenina es dada por un Ginecólogo especializado en fertilidad y la masculina por un Andrólogo. En ocasiones pueden coexistir ambas ramas en un mismo especialista, si este se ha formado en ambos campos sin llegar a cometer el fraude del intrusista, que en muchas oportunidades puede ocurrir.

Otra cosa que vemos en el concepto de infertilidad es que las relaciones deben ser frecuentes por mínimo un año y sin el uso de métodos anticonceptivos. Frecuencia se refiere a mínimo tres veces por semana. No necesariamente las relaciones deben ser los días de ovulación. El mejor estímulo para producir espermatozoides es la eyaculación. Si se tienen relaciones frecuentes habrá mayor probabilidad de tener semen y espermatozoides de mejor calidad.

Los espermatozoides tienen una vida máxima de hasta 72 horas. La espermatogénesis es el proceso que lleva a la formación de espermatozoides, desde una célula redonda hasta aquella célula super especializada con forma de misil. Este proceso ocurre dentro del testículo y tiene una duración de un poco más de 70 días. Al producirse un espermatozoide maduro, estos se almacenan en una especie de saco llamado "epidídimo" que queda por encima del testículo. Si no hay eyaculación, los espermatozoides allí almacenados mueren y degeneran en el sitio, siendo eliminados por células especializadas para ello. Las eyaculaciones frecuentes permiten la regeneración de espermatozoides y que estos sean jóvenes y de mejor calidad.

Estadísticamente la especie humana tiene una probabilidad de embarazo de 33% el día de la ovulación. Esto quiere decir que de tres parejas sanas que tengan relaciones el día de la ovulación, sólo una pareja se embarazará y dos de ellas no lo harán en su primer mes de relación. Esta probabilidad se va acumulando, es decir, al segundo mes es más del 33%, al tercer mes más que la posibilidad que había el segundo mes, y así sucesivamente. Al año de relaciones la posibilidad de embarazo es cercana al 100%. Es por esto que la infertilidad se diagnostica es luego de un año de relaciones sexuales frecuentes. Los procedimientos de fertilidad de alta complejidad, tipo fecundación *invitro* (FIV) y la inyección intracitoplasmática de espermatozoides o ICSI, tienen una probabilidad de éxito de 33% de todas las parejas que se someten al procedimiento para el primer intento, igualando la tasa de fecundidad de la especie humana. En otras palabras, si tres parejas se realizan una FIV o un ICSI, una pareja se embaraza en ese primer intento y dos no se embarazan. Al igual que lo que ocurre con las posibilidades de embarazo, esta posibilidad de embarazo se incrementa a medida que se realicen más procedimientos. Un segundo procedimiento tiene más posibilidades de éxito que el primero, el tercero más que el segundo, y así sucesivamente. Luego de 6 intentos la curva se aplana, alcanzando una posibilidad de embarazo de alrededor de 66 a 68% y allí se mantiene. Con las nuevas técnicas de *screening* genético las posibilidades de embarazo se acercan al 100% luego de la primera transferencia de embriones. Todo esto será visto y te lo explicaré más adelante, no nos adelantemos.

Otro concepto que se debe manejar es el de fertilidad. Para saber que una pareja es fértil debe haber tenido un hijo y que este tenga menos de 3 años, siempre y cuando no choque con los criterios de infertilidad en lo referente a no concebir luego de relaciones sexuales frecuentes sin uso de anticonceptivos. No se puede hablar de que una mujer es fértil o de que un hombre es fértil haciendo exámenes únicamente. En muchas ocasiones, y lo veremos más adelante en causas de infertilidad, no se consigue nada patológico o anormal en la evaluación clínica y de exámenes paraclínicos, y sin embargo las parejas tienen diagnóstico de infertilidad. Es lo que se denomina "infertilidad de origen desconocido".

Como en este capítulo te estoy hablando de conceptos y estadísticas, acá hay otros conceptos que debo aclarar. La infertilidad puede ser primaria o secundaria. Primaria cuando esa pareja nunca ha concebido un hijo, y secundaria cuando ya han tenido embarazo juntos y ha pasado más de un año de relaciones sexuales frecuentes sin el uso de anticonceptivos y no ha logrado otro embarazo. Si algún miembro de la pareja ha tenido hijos con otra pareja, pero con su actual pareja no los ha podido tener, la pareja (ambos) es infértil, recordemos que el concepto de infertilidad es de pareja. Cuando la pareja logra el embarazo, pero este no llega a feliz término, se habla de aborto. La pareja deja de ser infértil en el momento de la concepción, pero no logra conseguir tener el hijo.

Los abortos espontáneos son "normales" para nuestra especie si se presentan hasta dos seguidos. Si se presentan tres abortos seguidos, sin lograr embarazos a feliz término, se habla de "abortadora recurrente" y es una patología. Cuando se tiene dos seguidos se denomina "abortadora habitual" y no es considerada una patología. Hasta dos está estadísticamente permitido en nuestra especie. La mitad de estos abortos ocurren por problemas o defectos genéticos de alguno de los gametos, llámese espermatozoides u óvulos, o de ambos. Estos defectos genéticos son incompatibles con la vida y se pierde el producto de la concepción a las pocas semanas de gestación, generalmente antes de las 8 semanas de gestación.

Hasta acá este capítulo. En el próximo capítulo te hablaré sobre el ciclo menstrual, para que te conozcas como mujer o si eres el hombre el que me lee, para que la conozcas a ella, y sepas qué días son los que tienen la mayor probabilidad de conseguir tu ansiado sueño, ser padres.

Capítulo 2
Ciclo menstrual femenino

Muchas veces me han preguntado qué día es el mejor para embarazarse. Yo les contesto que todos los días son buenos, pero si hablamos de estadística los días previos a la ovulación tienen más probabilidad de embarazo que luego de esta. El ciclo menstrual comienza con la menstruación, con el primer día de sangrado menstrual o de regla, y termina con la llegada del sangrado del siguiente ciclo. Un ciclo menstrual puede durar entre 21 y 35 días, siendo más frecuente el de 28 días. Este ciclo menstrual lo podemos dividir en dos partes, una primera parte preovulatoria, que va desde el momento del sangrado hasta el día de la ovulación, al que llamaremos fase folicular, y una segunda parte posterior a la ovulación hasta el momento que comienza un nuevo ciclo o sangrado, al que llamaremos fase lútea. Esta última fase, hablando en términos de normalidad o fisiológicamente hablando, es fija y tiene una duración de 14 días. El óvulo que es el gameto femenino, la célula sexual femenina que va a ser fecundada por el espermatozoide o gameto masculino, se desarrolla en el ovario dentro de una estructura que llamamos folículo ovárico o simplemente folículo. Dependiendo de su tamaño y de su estado de madurez, en el ovario pueden distinguirse varios tipos de folículos (primordiales, primarios, secundarios), pero esto no nos interesa en este momento. Este proceso de crecimiento de folículos o foliculogénesis tiene una duración de hasta un año. Lo que ocurre en el ovario en un ciclo menstrual corresponde a la última etapa de la foliculogénesis. Más adelante al hablarte de tratamientos ahondaré más en este punto.

Cuando se inicia el ciclo menstrual, estos folículos comienzan a crecer, cada uno con un óvulo dentro y por lo regular sólo uno de ellos logra el tamaño y la madurez adecuada para que reviente y ocurra lo que llamamos ovulación. Al romperse el folículo se libera el óvulo, y este folículo se transforma en otra estructura que llamaremos "cuerpo lúteo".

La ovulación suele alternarse. Un mes ocurre en un ovario y el otro mes en el otro ovario. El folículo está formado por muchas células dispuestas en forma concéntrica que son productoras de estrógenos, en la parte central del folículo es donde se encuentra el óvulo. Entonces vemos que esa primera fase del ciclo o fase folicular es una fase estrogénica, hay mucha producción de estrógenos. A medida que el folículo va creciendo, la producción de estrógenos será mayor. Este estrógeno tiene muchas funciones en el cuerpo en la mujer, en este punto me voy a enfocar en dos de sus acciones.

El aparato genital femenino está formado desde lo superficial hacia lo profundo primero por la vulva, seguida del introito vaginal y la vagina. Esto es lo que constituye el aparato genital femenino externo. El aparato genital femenino interno está formado después de la vagina por el útero, en un principio está el cuello del útero y luego su cuerpo, con una forma de pera invertida. De la parte superior del útero o fondo uterino salen las trompas uterinas o de Falopio, una a cada lado que finalizan cerca del ovario en las fimbrias de las trompas. Todas estas estructuras son huecas. Dentro del útero, la cavidad uterina está revestida por un tejido que llamamos endometrio que es el tejido que se desprende mensualmente provocando el sangrado de la regla si no hay embarazo, sitio en donde se sembrará o se implantará el bebé y posteriormente crecerá, siendo la primera cama o la primera cuna de vuestro bebé y que por cierto, tuvimos todos nosotros.

El estrógeno que es producido por un folículo que está creciendo en una primera fase del ciclo menstrual o fase folicular, actúa sobre el endometrio y hace que este prolifere. El ciclo menstrual comienza con el sangrado menstrual, con un endometrio delgado que se está cayendo, y con folículos pequeños en los ovarios. A medida que los folículos van creciendo, tienen más células que lo forman y estas van produciendo más estrógeno, el cual actúa engrosando al endometrio. Es una primera fase de preparación del útero para recibir un bebé.

El otro punto donde actúa el estrógeno es en la producción de moco cervical. La primera fase del ciclo menstrual es una fase húmeda. A medida que se va acercando el día de la ovulación, hay un folículo (o varios en algunos casos) cada vez más grande, con más células que producen estrógeno, aumentando progresivamente la cantidad de esta hormona y esta actúa sobre el cuello del útero produciendo el moco cervical, que es ese líquido viscoso traslúcido, filante, inoloro que se presenta en la fase folicular antes de la ovulación. Mientras más se acerca el día de la ovulación, mayor cantidad de estrógeno y mayor cantidad de moco. Este moco es una forma indirecta de saber que en el ovario hay un folículo grande. Es un moco premenstrual, después de ovular desaparece, siendo la fase lútea una fase seca.

Como te había dicho unos párrafos atrás, el folículo luego de la ovulación se transforma en un cuerpo lúteo. Esta nueva estructura además de seguir produciendo estrógeno, produce otra hormona llamada progesterona. La progesterona al igual que el estrógeno actúa en distintos niveles en la mujer, y al igual que el estrógeno en este punto me referiré a dos de los sitios donde actúa. El primero es en el endometrio, hace que este se prepare aún más para la recepción de un bebé, lo vuelve un endometrio secretor o lleno de glándulas que servirán de asiento al bebé. La progesterona también actúa a nivel del cuello uterino y del moco que allí se produce, cambiando su estructura. Ya no es un moco filante, sino un moco que apenas se puede sentir. Una forma de evaluar si la mujer ha ovulado o no y qué día ocurrió dicha ovulación, es viendo las características de este moco. Cuando el moco cambia o se seca, cuando pasa de una fase húmeda a una seca, se puede tener la certeza de que hubo ovulación, hay aparición de progesterona que secó el moco, hay aparición de un cuerpo lúteo productor de esta progesterona y este cuerpo lúteo aparece por la transformación del folículo luego de la ovulación. Si no hay ovulación, no hay cuerpo lúteo, no hay progesterona y no hay cambios en el moco.

El cuerpo lúteo degenera o desaparece a los 14 días si no hay embarazo. Aquí tienes entonces otra herramienta que te ayuda a saber qué día está ocurriendo la ovulación. Si el ciclo menstrual es de 28 días, que es el más frecuente, la ovulación debe haber ocurrido el día 14 del ciclo, 28 días del ciclo menos 14 días de duración del cuerpo lúteo, nos da 14 días. Si el ciclo menstrual se presenta cada 30 días, entonces podemos concluir que la ovulación ocurrió el día 16 del ciclo, 30 días del ciclo menos 14 días de la fase lútea nos da 16 días. En este caso la fase folicular sería de 16 días y la lútea que es fija sería de 14. Así podemos calcular la ovulación para distintas duraciones del ciclo menstrual, siempre y cuando este sea un ciclo menstrual regular, es decir, que se presente con una duración fija todos los meses. Para un ciclo menstrual de 26 días la ovulación estaría ocurriendo el día 12 del ciclo (26 menos 14 igual 12). Si llegase a ocurrir la fecundación, la placenta de ese embarazo que comienza a formarse a los seis días de la fecundación, produce una hormona que se llama "hormona gonadotropina coriónica humana" o hCG, que es la hormona que se pide en el laboratorio para saber si la persona está o no embarazada. Esta hormona desde el endometrio en el útero manda una señal al ovario, específicamente al cuerpo lúteo que está en el ovario, para que este no degenere, para que no deje de trabajar y siga produciendo estrógeno y progesterona, y al no haber el cese de producción de estas hormonas, el endometrio no se desprende, no se cae, y por esto no se presenta menstruación al quedar embarazada.

Generalmente madura un folículo con una ovulación por ciclo. Si llegasen a crecer dos folículos en un ciclo menstrual, con un óvulo cada uno y hay una relación sexual los días para fecundar, se puede presentar el caso de mellizos. Esto se puede estimular por medios artificiales y la pareja pueda tener embarazos múltiples.

Al inicio de este capítulo comencé hablando sobre los días en que se tiene más probabilidad de embarazo. Un óvulo puede vivir 48 horas luego de la ovulación y el espermatozoide 72 horas luego de la eyaculación. Te había dicho que los días preovulatorios son más efectivos para embarazar que los días posteriores a la ovulación. Esto es debido al moco cervical filante y abundante que está cargado de estrógenos antes de que aparezca la progesterona y lo seque. Las posibilidades de embarazo 5 días antes de ovular son de un 10% y un día después de ovular son de 9%. Para el día de la ovulación, las posibilidades son de 33% como te había acotado anteriormente.

Conociendo ya cómo es la parte femenina, vamos ahora en el próximo capítulo a hablar de la parte masculina.

Capítulo 3
Camino a la fecundación

En este capítulo te hablaré de un viaje fascinante que emprende el espermatozoide para conseguirse con su amado óvulo, produciéndose esa unión milagrosa entre dos células para dar inicio a la formación de un bebé que podría ser tu hijo. También te hablaré de las primeras transformaciones que ocurren luego de esa unión para formar el embrión y cómo este emprende otro viaje hasta el sitio donde va a ocurrir la implantación.

En el interior del testículo hay numerosas fábricas de espermatozoides. Estas fábricas se llaman túbulos seminíferos y trabajan independientes una de la otra. Cuando van a mandar la producción afuera, en alguna ocasión puede que la mande el 60% de las fábricas y en otra ocasión sólo el 30% o el 70%, etc. Es por esto que al evaluar al hombre o al factor masculino, no nos podemos conformar con el resultado de un solo espermograma o seminograma, sobre todo si este saliera alterado.

En los espermatozoides podemos distinguir tres partes, cada una muy bien definida en el papel que debe cumplir. Estas son: cabeza, pieza media o intermedia y cola. La cabeza es la que lleva la bomba de ese misil. Allí está "la ojiva nuclear" del misil. Tiene un núcleo que contiene la información genética del padre. Por encima del núcleo hay una especie de casco llamado "acrosoma", que no es más que un saco lleno de unas sustancias o enzimas, que le permitirán abrirse el paso al llegar el encuentro con su amado óvulo. Es como si fuese un saco lleno de corrosivo que derrite lo que protege al óvulo, permitiendo así la entrega del material genético que se encuentra en el núcleo. La pieza media es la zona del misil que tiene la energía, la gasolina para encender la hélice del misil que en este caso es la cola. Esa pieza media tiene unas estructuras llamadas "mitocondrias" productoras de energía. El espermatozoide entonces se constituye así con la gran misión de entregar la mitad de la información genética al óvulo, que es el portador de la otra mitad de la información genética de la especie, para constituir así un ser humano de 46 cromosomas.

Una vez formados los espermatozoides, estos pasan a almacenarse en el epidídimo que te nombre en un capítulo anterior, refrescándote la memoria, es una especie de pequeño saco ubicado en la parte superior del testículo, esperando a ser liberados con una eyaculación. Cuando esto ocurre luego de una relación sexual, los espermatozoides comienzan su recorrido y son empujados rápidamente por un sistema de tubos a los que se les va añadiendo en el camino secreciones o líquidos provenientes de la próstata, vesículas seminales y otras glándulas accesorias para formar en su conjunto lo que llamamos "semen", ese líquido viscoso blanquecino con olor a cloro que tiene la propiedad de llevar a los espermatozoides desde su sitio de origen, saliendo por la uretra peneana, hasta la vagina de la mujer donde son depositados momentáneamente, mezclándose estos con las secreciones de la vagina y con el moco cervical, que si es el día adecuado de ovulación, este será abundante y propicio para que los espermatozoides se ubiquen en una de las carreteras que este forma.

¿Recuerdas que te dije que antes de ovular hay mayores probabilidades de embarazo que después de la ovulación? Esto es debido al "moco estrogénico" premenstrual. Si tomamos ese moco y lo colocamos en un microscopio óptico, veremos que se dibujan en él algo como largas autopistas. Estas "autopistas" facilitan la navegación del espermatozoide. Después de ovular, cuando aparece la progesterona y vemos ese otro moco al microscopio óptico, notaremos que las autopistas han desaparecido, dándonos una imagen desordenada, sin patrón, lo que dificulta el paso de los espermatozoides.

Al ser depositados los espermatozoides en la vagina, los más aptos, los mejores formados, comienzan a nadar liberándose del semen, lo cual los vuelve más hiperactivos, más rápidos, con un balanceo mayor de su cabeza, con un movimiento más agitado de su cola. El espermatozoide termina su madurez en el tracto genital femenino, cuando consigue su mayor movilidad y su capacidad de fecundar, que es lo que llamamos la "capacitación espermática". Se sabe que 20 minutos es un tiempo suficiente para que la mayoría de los espermatozoides puedan liberarse del semen y continuar su recorrido hacia el óvulo. Es por esto que luego de una relación sexual que busque un embarazo, la mujer debe permanecer acostada por no menos de 20 minutos, con la cintura ligeramente elevada. No hace falta levantar las piernas ni guindarse como un murciélago. Una simple elevación de la cadera es suficiente, lo que se logra acostada boca arriba con las rodillas y la cadera flexionada, o colocando una pequeña almohada bajo la cintura, permitiendo que la fuerza de la gravedad haga el resto. Luego de ese tiempo prudencial, la mujer puede levantarse y si quiere asearse, pero no lavarse por dentro. Al levantarse probablemente se saldrá algo del semen, eso es normal. La vagina no absorbe y el semen no pasa hasta el útero, por lo que ese líquido va a salir al levantarse.

Los espermatozoides comienzan entonces a atravesar el canal del cuello del útero o "canal cervical" y siguen su paso hacia la cavidad uterina. Desde allí pasan a las trompas y continúan hasta el ámpula de la trompa, que es la zona más distante y ancha de la trompa, que se encuentra cerca del ovario. Los espermatozoides no llegan todos al mismo tiempo al sitio donde está el óvulo. En su trayecto hay múltiples trincheras donde quedan esperando para ser liberados poco a poco, por grupos. Algunos espermatozoides llegarán primero y otros más tarde. No siempre el que llega primero es el que fecunda. En ocasiones la ovulación ocurre después de la relación y los primeros espermatozoides en llegar no consiguen aun al óvulo, por lo que quién fecunda es el que tiene la paciencia de esperar la ovulación.

El sitio de la fecundación según lo descrito en libros es el ámpula de la trompa. Sin embargo, esta también podría ocurrir fuera de ella. Lo que te diré a continuación no ha sido probado y no está descrito en la literatura, te lo diré apoyado en mi experiencia profesional. Como es bien sabido las trompas en su extremo más distante, cercano al ovario, están abiertas. Esto con la intención de captar al óvulo durante la ovulación. En ocasiones este óvulo podría no ser captado por la trompa y caer por simple fuerza de gravedad hacia la parte posterior del útero, por fuera de este. Allí se forma una especie de bolsillo que se llama "fondo de saco posterior del útero" o "fondo de saco de Douglas". A este sitio también caen los espermatozoides que salen de la trompa, los que no son retenidos por las trincheras de esas trompas. Así en este sitio se genera una especie de "caldo de fecundación", un ambiente ideal para la unión marital, donde está presente el óvulo, los espermatozoides y algunas secreciones provenientes de la rotura del folículo durante la ovulación. Se ha comprobado la presencia de espermatozoides en este saco luego de una relación sexual, así como han ocurrido embarazos cuando el ovario donde ocurre la ovulación coincide con la trompa obstruida, estando la otra trompa sana. Las trompas tienen una forma de trompeta con la parte más ancha hacia el ovario, además de poseer cierta movilidad. Esta forma particular de la trompa permite que se acerque al fondo de saco y genere una presión negativa o succión, que ayudará a captar al óvulo en ese sitio luego de ser fecundado. Ese saco también es sitio de implantación anormal de tejido endometrial, que te recuerdo es el tejido que reviste el útero y que es el que se desprende durante la regla, generando así la "endometriosis", una enfermedad que cursa con infertilidad de la que te hablaré más adelante. Ese tejido endometrial anormalmente ubicado genera inflamación y eso que yo llamé el "caldo de fecundación" estaría entonces contaminado con sustancias propias de una inflamación, dificultando o limitando la fecundación, lo que explicaría en parte el por qué las pacientes con endometriosis pueden ser infértiles.

Al llegar los espermatozoides al óvulo, sólo uno de ellos logrará penetrar y dejar su material genético en el interior. Cuando entra el espermatozoide escogido por ese azar causal de la fecundación, el óvulo inmediatamente cierra todas las puertas para que ningún otro entre. Si esto no ocurriera el producto de esa unión sería incompatible con la vida y terminaría en un aborto. El número de cromosomas que tienen todas nuestras células somáticas que forman cada uno de nuestros tejidos es de 23 pares o 46 cromosomas, esto es lo que llamamos "carga genética". Existen distintos tipos de enfermedades genéticas, entre ellas están las que tienen que ver con la alteración en el número de cromosomas, a las que se les denomina aneuploidías y poliploidías. Esto sólo te lo nombro acá para que veas lo importante que es el mantenimiento del número de cromosomas de la especie. El espermatozoide lleva la mitad de la carga genética de la especie, es decir, 23 cromosomas, y el óvulo tiene la otra mitad, 23 cromosomas. Al ocurrir la fecundación se restaura la carga genética humana, dando los 46 cromosomas, fruto de la unión del amor de estas dos células sexuales, la masculina y la femenina. Cuando dos espermatozoides entran al mismo tiempo en un óvulo, el producto de esa unión sería 69 cromosomas (dos espermatozoides de 23 cromosomas cada uno, y el óvulo de 23 cromosomas), lo cual generaría una "poliploidía" que es incompatible con la vida. En ocasiones el óvulo y menos frecuentemente el espermatozoide, no llevan la carga cromosómica completa (23 cromosomas), sino que pueden tener uno o varios cromosomas de más o de menos, dando como resultado embriones con cromosomas de más o de menos, los cuales en pocos casos son compatibles con la vida, como es el caso de la trisomía 21 o síndrome de Down, donde el bebé tiene 47 cromosomas en vez de 46, y donde el cromosoma de más está en el par 21, teniendo 3 cromosomas 21 en vez de dos que sería lo normal. La mayoría de las trisomías terminan en aborto, la trisomía 21 es una de las excepciones.

Una vez ocurrida la fecundación, comienza a formarse el bebé. Al inicio dos células, el espermatozoide y el óvulo, que pronto comenzarán a dividirse y formar lo que en un principio llamamos "huevo" o "cigoto". De dos células se formarán cuatro, luego 8, luego 16 y así hasta formar un embrión que parece una mora, tal cual la fruta que conseguimos en los árboles. A este bebé se le llama en ese momento "mórula" por su parecido a la fruta. Él o ella comienza a viajar desde el sitio donde fue fecundado hasta el sitio en donde se va a sembrar o implantar. Esto más que un viaje, es una carrera, pues desde el momento en que se fecunda tiene seis días para implantarse, y lo hará justo al sexto día, sin importar en qué lugar se encuentre. Normalmente al cuarto día de la fecundación, ya el embrión ha atravesado toda la trompa de Falopio y se encuentra en la cavidad uterina. Si ese camino hacia la trompa se hace lento, el bebé puede no llegar a tiempo al útero y se sembrará en una trompa o fuera de esta, provocando lo que conocemos como "embarazo ectópico" o fuera de lugar, que termina en una urgencia obstétrica y cirugía, con un aborto y en muchos casos con pérdida de la trompa uterina.

El embrión que no ha tenido inconvenientes llega entonces a la cavidad uterina, busca el sitio del endometrio en donde se implantará y comienza a formar la placenta que es la raíz de aquella semilla que crecerá en el vientre materno. Al comenzar a formarse placenta, luego de los seis días de la fecundación, esta produce una hormona que ya te había comentado, la hCG u "hormona gonadotropina coriónica humana" que se puede medir en sangre y es lo que se llama "prueba de embarazo", pudiéndose detectar con buenos equipos de laboratorio incluso antes de que haya ocurrido la ausencia de menstruación.

Capítulo 4
El milagro de la vida

Desde mi inicio en el área clínica como estudiante de medicina, siempre me interesó conocer la magia que existe detrás de la vida. La pasantía por ginecología en el área de fertilidad era muy corta. Sin embargo, despertó en mi la curiosidad y me motivó a seguir investigando y estudiándola desde temprano en mi carrera. En aquel momento no pensaba que le dedicaría gran parte de mi vida a ella. A medida que fui aprendiendo, más me maravillaba del milagro que somos.

Todo este milagro tiene una base molecular, biológica y genética, y por supuesto no puedo poner en duda que tiene un origen superior, donde la energía de lo invisible hace que las cosas funcionen.

Un espermatozoide que tiene vida propia, desde el mismo momento de su formación lleva la sublime misión de transportar una carga de genes que solos no lograrían el objetivo. Debe tener mucho más que buena movilidad y buena forma, debe ser perfecto en su estructura para poder atravesar ese largo camino desde el testículo hasta el encuentro en otro mundo, el mundo femenino, con otro ser, con otra célula: el óvulo; quien lo espera en el momento justo, luego de varios años, y lo recibe sólo a él, a ese espermatozoide específico, cerrando la entrada a otros que también quisieron llegar, y comienza a leerse un programa, un programa escrito en genes, un programa de vida. Cada gen que se lee tiene una misión en su lectura y debe leerse en el momento justo, por el tiempo justo para ello. Es un lenguaje de vida. Es como encender un computador. Comienzan a leerse programas. Hay programas que encenderán el monitor y le darán el color. Hay unos que se leen tempranamente para iniciar Windows y sólo se leen en ese momento. Hay otros que se leerán más tardíamente. Hay algunos que se leen sólo si es necesario o si solicitamos su lectura. Habrá algunos que son necesarios durante todo el tiempo que esté encendido el computador y otros que se leen en segundo plano y ni sabemos que se están leyendo. Si el programa que abre Windows falla, tendremos que resetear la máquina. Ese programa es imprescindible para la lectura del resto de los programas. Puede haber algún programa dañado que pase desapercibido y podemos usar el computador sin que esto nos afecte. Así es como funciona esta lectura de genes en nuestras células.

Al ocurrir la fecundación comienza a sincronizarse una serie de eventos que permitirán al embrión que una vez fuimos, que sea transportado desde un extremo de una trompa hasta la cavidad uterina, camino que ya había recorrido el espermatozoide. Debe darse prisa, en seis días estará implantándose. Además, el endometrio tiene un tiempo establecido para que esta implantación ocurra. Es lo que se llama "la ventana de implantación". Son 5 días que hacen al endometrio receptor para el embrión. La ventana se presenta a los 6 días después de la ovulación y permanece abierta o receptiva hasta el día 10 luego de la ovulación. Por fuera de estos días no hay chance de implantación. Todo está perfectamente establecido y calculado. Cada uno de nosotros pasó por esto. Fuimos ese embrión que inició el viaje, que alcanzó la ventana en el endometrio, que logró implantarse y crecer allí por 37 a 42 semanas, fue nuestra primera cama, para luego ser nosotros mismos los que decidiéramos que era la hora de salir, de abandonar aquel lugar de confort y aventurarnos a nacer. Definitivamente somos un milagro de la naturaleza.

Fíjate entonces que para que este milagro de vida ocurra debe haber una buena producción de gametos (óvulos y espermatozoides), debe haber el encuentro perfecto de estos gametos, y debe conseguirse sembrar de la forma correcta el producto de la unión de estos gametos. En estos tres niveles es en donde se enfocan los estudios para diagnosticar y luego escoger el tratamiento o el procedimiento adecuado para conseguir el embarazo.

Cada procedimiento y cada tratamiento lleva la intención de mejorar las cosas para que sea la propia naturaleza allí manifestada, quien decida que se forme o no un bebé. El trabajo de los médicos que nos especializamos en esta área es facilitar a que se dé el encuentro entre las células, no de generar vida, ese no es nuestro papel. Incluso la relación sexual en parejas sanas y fértiles requiere de esta intervención divina que es la que genera vida. La relación deja correr unos espermatozoides que van al encuentro de un óvulo, pero la decisión de si habrá o no vida luego de aquella relación no es de la pareja, así como no lo es para los médicos que trabajamos con fertilidad. Dios, la naturaleza en esto es quien da ese aliento de vida, es quien nos dio ese aliento de vida y nos permitió y nos sigue permitiendo estar acá. Si se tiene esto claro, no hay por qué cuestionar un trabajo, ni hacerlo ofensivo o sacrílego ante alguna religión. El médico sólo es un facilitador en las manos del creador.

Capítulo 5
Primer paso. Historia clínica

Para hacer un diagnóstico preciso de la probable causa de la infertilidad en una pareja, se requiere por lo general tres consultas médicas. El primer paso es abrir una historia clínica de fertilidad. Es el momento donde médico y paciente se conocen. Esta historia comienza con un interrogatorio. Obviando los datos de identificación de la pareja, se pregunta sobre el motivo de la consulta. No siempre el motivo de la consulta es el deseo de embarazo. En algunas ocasiones acuden para aclarar dudas sobre su fertilidad, por el deseo de tener un embarazo múltiple o morochos, o buscando escoger el sexo del futuro bebé. Por lo general la consulta es para una pareja: un hombre y una mujer; aunque puede presentarse al caso de ser para dos mujeres, mujeres solteras sin pareja que desean un hijo, y más rara vez para dos hombres, u hombres solteros sin pareja. Para estos casos el diagnóstico no es infertilidad por lo anteriormente dicho en otros capítulos, no reúne los criterios para hablar de infertilidad, sería sólo el deseo de tener un hijo.

La edad más frecuentemente encontrada en las mujeres de parejas que consulta por deseos de embarazo es para mayores de 35 años, y menos frecuentes para menores de 30 años. En algunos casos ocurre por postergar embarazos para conseguir un mejor nivel socio-económico, por querer formar familia con una nueva pareja o por falta de interés en los primeros años de su vida conyugal. Acá quiero aclarar algunos puntos que considero de importancia. El primero tiene que ver con la postergación del embarazo. El mejor momento para embarazarse es cuando este ocurra. Si estás buscando una mejor posición social o económica para lograr este objetivo, pasarás toda la vida sin encontrar el mejor momento. Es un típico caso de procrastinación, pues al conseguir la posición que buscabas, se te presentará algún otro negocio o alguna otra situación que desees alcanzar y seguirás postergando el embarazo y sin darte cuenta, los años pasarán y los óvulos ya no son los mismos y tu chance de embarazo se hará un poco más cuesta arriba.

El desconocimiento de lo que significa infertilidad hace que esta sea atacada tardíamente. Las parejas no le prestan importancia de tener relaciones sin protección anticonceptiva y no conseguir embarazarse. Pasa el tiempo y los años y es cuando en algún momento se preguntan o les preguntan sobre cuando tendrán bebés, entonces es cuando consultan. El tiempo en fertilidad es literalmente oro. No significa esto que no te embarazarás, sino que las posibilidades de lograrlo con procedimientos sencillos o de baja complejidad ya no serán la opción para conseguirlo, teniendo que recurrir a procedimientos mucho más costosos y de mayor riesgo.

Hace no muchos años atrás, la edad era un factor de infertilidad que no podía ser tratado. Hoy día, es posible plantear soluciones para tratar esta causa debido a la evolución en los procedimientos que se utilicen. Incluso en mujeres postmenopáusicas la posibilidad de embarazo existe. Todo esto también se hablará más adelante al tocar el punto de tratamientos.

Tener una nueva pareja y/o querer mantener la unión conyugal pensando que un hijo salva un matrimonio, no es una buena idea. Al contrario, un hijo lleva a más responsabilidades y con esto, si la relación de pareja era inestable, terminará por acelerar la separación. El hijo no es la salvación que necesita un matrimonio, un hijo debe ser fruto de la unión de amor de una pareja. En una ocasión llegó a mi consulta una pareja por deseos de embarazo. Me fue algo complicado conducir el interrogatorio en ellos. Se contradecían, cada uno quería saber más que el otro e imponerse sobre el otro, parecía más un campo de batalla que una consulta para tener un bebé. Los cité más adelante, pero por separado. Mi sorpresa fue que, al atenderlos de esta manera, parecía que eran dos personas distintas a las que había visto antes. Ambos, cada uno por separado, eran unas personas con las que se podía hablar con una tranquilidad absoluta. Luego de mi observación les invité a vernos nuevamente, pero esta vez los cité juntos. La pelea de perros comenzó apenas se sentaron frente a mi escritorio. Fue entonces que indagué del motivo por el que deseaban un hijo y les hice ver que ese hijo que buscaban no lograría calmar esas enfurecidas aguas. Al cabo de un año, él pidió una cita conmigo. Pensé que luego de aquella conversación que había tenido con ellos iba a ser la última vez que los vería. Recuerdo que él se sentó frente a mí con una enorme sonrisa en el rostro. Me dio un apretón de mano y me dijo "gracias, nos separamos y estamos felices. Yo conseguí otra pareja y ella también. Ambos estamos embarazados, cada quien con su nueva pareja". Sin saberlo en aquella última consulta que tuve con ellos, les hice ver que el problema de su matrimonio no era no tener hijos. Mi intención no fue nunca que se separaran, la decisión fue de ellos y gracias a eso lograron ser padres, cada uno feliz con una nueva pareja. La naturaleza es sabia me dije. Su infertilidad como pareja les salvó de condenar aún más su vida juntos.

La ocupación o el tipo de trabajo que desempeñe la pareja, sobre todo el hombre, puede ser la causa de la infertilidad. El contacto diario con químicos, solventes, gases tóxicos, pinturas, gasolina y derivados, por razones laborales, puede afectar la calidad de los espermatozoides. Los pesticidas para los que trabajan en el campo o los productos químicos tóxicos manipulados sin protección para los que trabajan con ellos, pueden provocar daños en la espermatogénesis o en el ADN (la genética) de los espermatozoides y dependiendo del daño provocar infertilidad o si fecunda puede haber abortos a repetición por daño genético o alguna malformación congénita en el bebé.

Para que se dé la espermatogénesis debe haber una temperatura un grado menos que la temperatura corporal, es por esto que los testículos se encuentran en el escroto, fuera del cuerpo. Si estos estuviesen en el abdomen, afectaría su producción además de tener el riesgo de sufrir en un futuro de cáncer de testículo. Es por esto que personas que trabajan en sitios donde hay alta exposición al calor como los chefs, los que trabajan en fábricas en contacto con hornos para fundiciones, los que usan ropa interior ajustada poco aireada o que pasan muchas horas sentados en asientos calientes como choferes de camión o autobuses, elevan la temperatura en los testículos y puede verse afectada la producción de espermatozoides. Acá haré un alto en la lectura en relación al varicocele. Las várices de las venas espermáticas es lo que se llama varicocele. Estas várices pueden aumentar la temperatura a nivel del testículo y esto podría afectar la fertilidad. Sin embargo, esto no siempre es así. Hay ocasiones en que el hombre tiene varicocele y si el espermograma no presenta alteraciones, podríamos estar tranquilos de que ese varicocele no está afectando su fertilidad. En otras ocasiones coexiste la presencia de varicocele con alteraciones en el espermograma, el paciente se somete a una cirugía y esta no logra su mejoría. En este caso tampoco el varicocele era el causante del trastorno espermático. Y por supuesto existe el otro grupo de pacientes donde el varicocele sí es el que afecta el espermograma, se operan y mejoran. Un varicocele no debe ser intervenido quirúrgicamente si el hombre tiene más de 40 años de edad. En este caso la indicación de cirugía es sólo si el varicocele está provocando algún tipo de molestia o dolor, pero no tiene indicación para mejorar la calidad del semen.

También es importante evaluar al interrogar al hombre, si este tuvo paperas o parotiditis en la infancia o la adolescencia, y si esta tuvo alguna complicación como la inflamación de los testículos u orquitis, que es lo que llamamos coloquialmente "se le bajaron las parótidas". Hay una fuerte relación entre este antecedente y alteraciones espermáticas severas.

Existe un componente genético heredado de padre a hijo que provoca bajas cuentas espermáticas y hasta su ausencia total o azoospermia. Esta enfermedad hereditaria se va presentando más tempranamente en las futuras generaciones, es decir, si el padre comenzó a presentar la enfermedad a los 40 años, el hijo la presentará más joven, a una edad menor que la que se presentó en su padre, y los hijos de este a una edad aún menor que la de su padre. Es por ello importante preguntar si el hombre que consulta por infertilidad tiene hermanos varones y si estos, de estar casados o con pareja, tienen hijos.

Otros factores que pueden afectar la función espermática tienen que ver con el exceso de consumo de alcohol, cigarrillo o drogas.

En la mujer el interrogatorio es un poco más exhaustivo. Se debe comenzar preguntando si la mujer ha tenido hospitalizaciones previas sobre todo las relacionadas con el área ginecológica y con los antecedentes de cirugía ginecológica.

La cirugía debe dejarse para cuando esté estrictamente indicada y cuando no se tenga otra opción que practicarla. Muchas veces se hacen cirugías innecesarias que pueden afectar la fertilidad de la paciente. Estas cirugías innecesarias algunas veces tienen que ver con presencia de miomas o de quistes de ovario. Los miomas son tumoraciones benignas que se encuentran en el útero. Pueden encontrarse hacia la parte que reviste el interior de la cavidad uterina, hacia la parte que cubre al útero por fuera o en el medio de ambas. La inmensa mayoría de los casos, por no decir todos, no son causa de infertilidad. Se deben operar cuando están afectando la calidad de vida de la mujer. Con esto quiero decir que la cirugía está indicada cuando provocan menstruaciones con dolor muy severo y/o cuando los sangrados menstruales son muy abundantes y prolongados sin poder controlarse con medicamentos, comprometiendo la hemoglobina del paciente, provocando anemia moderada a severa. Esto de presentarse, por lo general ocurre en momentos o edades cercanas a la menopausia. Los quistes ováricos deben ser intervenidos quirúrgicamente dependiendo de la naturaleza de estos. Hay quistes simples que son los más frecuentes y que son los que no deben operarse. No se debería tocar útero ni ovarios si no se han tenido hijos porque esto podría comprometer la fertilidad más adelante.

Las cirugías en abdomen pueden provocar en algunos casos adherencias y esto afectar el correcto funcionamiento de las trompas. Una adherencia es como una cicatriz, pero interna. Así como vemos que hay personas que hacen enormes cicatrices en piel luego de una herida, así mismo se pueden presentar cicatrices dentro del abdomen luego de una cirugía. Las trompas como te había comentado en un anterior capítulo, tienen cierta movilidad necesaria para el transporte de óvulos, espermatozoides y embriones. Las adherencias podrían tirar de ellas, como una telaraña y afectar esta movilidad.

Otras enfermedades que pueden afectar las trompas y obstruirlas, son las producidas por bacterias como *Chlamydia trachomatis*, *Ureoplasma urealyticum* y *Mycoplasma hominis*. Todas estas bacterias son de transmisión sexual. Llegan a la vagina y de allí ascienden al útero y a las trompas provocando una inflamación o salpingitis, dando en ocasiones un cuadro clínico que llamamos "enfermedad inflamatoria pélvica", tapando las trompas y con ello la posibilidad del encuentro entre el óvulo y los espermatozoides. Hay que tener cuidado al evaluar trompas. Hay que estar seguros de que la paciente no presente estas bacterias, sobre todo la Chlamydia, porque el médico podría estar favoreciendo el ascenso de la bacteria a las trompas, sobre todo al realizar exámenes como la histerosalpingografía o la histeroscopia, de las que te hablaré más adelante.

Este momento es oportuno para hablarte sobre la *Chlamydia trachomatis*. Esta bacteria actúa de forma silenciosa. Muchas veces no produce ningún tipo de síntomas, ni en el hombre ni en la mujer, afectando las trompas y la capacidad de fecundar del espermatozoide si no es tratada a tiempo. Al realizar un espermograma encontramos que las cuentas, la movilidad y la morfología del espermatozoide puede no estar afectada, incluso podemos ver un semen bastante limpio sin muchos leucocitos, que son las células de defensa contra las infecciones. No vemos nada que nos llame la atención. Sin embargo, el espermatozoide ha perdido su capacidad de fecundar. El primer contacto entre los gametos es a través de sus membranas plasmáticas. La membrana plasmática de una célula es la que la separa del exterior, es como si fuese la piel de la célula. En el momento previo a la fecundación, el primer contacto entre óvulo y espermatozoide es por esa piel, la membrana plasmática de cada uno. La Chlamydia puede afectar la membrana del espermatozoide sin afectar su movilidad y su forma. Para evaluar tal situación se debe tener algo de intuición y sugerir un examen extra que normalmente no se solicita, como lo es la "prueba hiposmótica". Esta prueba consiste en introducir a los espermatozoides en un ambiente hiposmótico, es decir, un ambiente que tiene más agua que sólidos. El agua entonces buscará entrar al espermatozoide para igualar la presión de agua entre el ambiente y el interior del espermatozoide, haciendo que el espermatozoide se hinche, y cuando lo vemos al microscopio óptico podremos ver espermatozoides gorditos que se parecen a una raqueta de tenis. Si la membrana del espermatozoide está afectada entonces el agua entrará al espermatozoide y volverá a salir, este no retendrá el agua, viéndose "normal" y no hinchado. Mientras más espermatozoides hinchados veamos, mejor estaría la muestra de semen.

La Chlamydia en su estructura, tiene una proteína que se parece mucho a una proteína presente en las trompas. El sistema de defensa del cuerpo de la mujer ataca a la Chlamydia por no ser reconocida como propia, es un ser extraño, un invasor. En su ataque el sistema de defensa crea "explosivos" contra la proteína de la Chlamydia que se parece a la de las trompas, y es por esto que el propio sistema de defensa provoca un daño colateral en el organismo de la mujer, bombardeando las trompas, inflamándolas y trancándolas. Incluso, si la Chlamydia es destruida con el uso de algún antibiótico, el sistema de defensa sigue creyendo que el enemigo está presente y sigue atacando las trompas al confundir la proteína de estas con la proteína de la Chlamydia.

La resistencia periférica a la insulina puede afectar a la mujer y su embarazo en tres momentos. Puede afectar la calidad del folículo y del óvulo, dificultando la fecundación; puede afectar la implantación del embrión provocando abortos tempranos; y puede afectar el momento de presentación del parto, provocando partos prematuros. Es por ello que pacientes con resistencia a la insulina deben mantener el tratamiento para ello, tipo hipoglicemiantes orales como la metformina, desde antes de embarazarse y durante todo el embarazo hasta el parto.

Hay que preguntar si han tenido antecedentes de problemas hormonales relacionados con secreción de leche por el pezón o problemas de tiroides, pensando en que ellos puedan afectar la ovulación.

Para que haya menstruación es necesario que haya la deprivación hormonal previa. En capítulos anteriores te hablé sobre la presencia del cuerpo lúteo y que este tenía una vida de 14 días si no había embarazo. Este cuerpo lúteo que está en el ovario produce estradiol y progesterona, al dejar de trabajar a los 14 días, degenera y cesa la producción de estas hormonas, esta es la deprivación hormonal necesaria para que el endometrio que está en el útero se desprenda y caiga la regla. Si los ciclos menstruales se prolongan por más de 35 días, incluso por meses y es necesario inducir regla con medicamentos, es un indicativo de que la persona no está ovulando. Si no ovula, persiste la fase folicular que produce sólo estrógeno, no se forma el cuerpo lúteo, y al no formarse este, no habrá la deprivación hormonal y no habrá sangrado, los ciclos se hacen largos sin menstruación. Es lo que llamamos "ciclos anovulatorios". El hipotiroidismo, problemas de prolactina alta o hiperprolactinemia, el consumo de ciertos fármacos o medicamentos, el síndrome de ovario poliquístico y hasta el estrés e infertilidad de origen psicológico, pueden provocarlos. Todo esto te lo comentaré con un poco más de detalle en los próximos capítulos.

Como seguimos interrogando y averiguando donde puede estar el problema por lo que están consultando, no debe faltar el preguntar si ha habido embarazos anteriores, con la pareja actual o con anteriores parejas, si estos embarazos terminaron en parto o aborto, y si hubo abortos preguntar si fueron tratados con curetaje o no. El curetaje o legrado uterino es un procedimiento en el que se usan instrumentos filosos que remueven el endometrio. Si este es realizado muy enérgicamente, podría remover la capa más profunda del endometrio e incluso más allá de esta y provocar una lesión uterina que terminaría en ocasiones pegando o adosando las paredes uterinas, que es a lo que se le llama sinequia uterina, que puede ser total abarcando toda la cavidad uterina, o parcial si no la abarca por completo. Esto comprometería la fertilidad entre otras complicaciones.

Debe preguntarse sobre las características de las menstruaciones. La cantidad de sangrado, su duración y algo muy importante es saber si estas son dolorosas. Las menstruaciones dolorosas, llamadas dismenorreas, no son síntomas "normales". Hay muchas situaciones que pueden provocar dolor menstrual, desde el umbral propio de la persona para soportar dolor, úteros en posiciones poco habituales, presencia de tumoraciones tipo miomas o pólipos, y algo que no debemos dejar pasar sobre todo si la consulta es por fertilidad es la endometriosis.

La endometriosis es el tejido endometrial fuera de su lugar normal de presentación. Puede haber focos de endometriosis en distintas partes del cuerpo, los más comunes son las trompas, los ligamentos que sostienen al útero, el fondo de saco de Douglas que te comenté anteriormente, y hasta sitios menos comunes y raros como los intestinos, la nariz, e incluso pulmón. Este tejido responde hormonalmente igual que el endometrio normal, quizás con una respuesta más tórpida que la que vemos en el endometrio, y en muchas ocasiones es el causante de una dismenorrea severa. Para diagnosticar endometriosis nos basamos en la clínica, en lo que manifiesta el paciente, aunque la endometriosis no siempre produce un cuadro de síntomas típicos de la enfermedad, además de que sus síntomas pueden ser comunes para otras enfermedades, de allí lo difícil en ocasiones de hacer su diagnóstico. El cuadro más clásico es el dolor. Dolor severo durante la menstruación, dolor con las relaciones o dispareunia, trastornos menstruales o alteraciones de los ciclos menstruales e infertilidad. Como ves son síntomas que puede presentarlos cualquier otra persona que no tenga endometriosis. Muchos otros factores producen estos síntomas y muchos de estos síntomas a veces no se presentan en la paciente con endometriosis. Las imágenes por ecografía pueden ayudar dependiendo del tamaño de la lesión y del sitio donde está ubicada. Si es en ovario, se puede ver una imagen que aparenta ser un quiste, pero más rayadito, que persiste durante todo el ciclo menstrual y se sigue viendo en distintos ciclos menstruales. Algunas veces son quistes de otra naturaleza. Cuando la endometriosis está en el ovario a ese quiste que se forma se le llama endometrioma. Estas imágenes no siempre están presentes y si el foco está ubicado en otro sitio fuera del ovario, el diagnóstico por imágenes es aún más difícil. Se puede solicitar un marcador tumoral, una prueba de sangre de laboratorio llamada CA125, pero este algunas veces puede dar negativo y haber endometriosis, además de que hay muchos otros factores que lo pueden elevar. Al coincidir dolor, con infertilidad, una imagen sugestiva por ecografía y un CA125 ligeramente elevado, la sospecha de endometriosis se hace más evidente. La única forma real de hacer su diagnóstico es por cirugía. El cirujano toma una muestra de los focos que pueda encontrar en la intervención, se le mandan al patólogo, y si la muestra se tomó en un sitio fuera del útero y tiene características de endometrio, entonces el diagnóstico está resuelto. Más adelante volveré a hablarte de esta complicada enfermedad.

Otros puntos a interrogar en esta primera consulta son los relacionados con el hábito postcoital, si se levantan y lavan luego de la relación o permanecen acostados los 20 minutos que te conversé anteriormente. Si han usado métodos anticonceptivos, qué tipo de método, por cuánto tiempo, desde cuándo no lo usan. Si tienen hijos con parejas anteriores y cuánto tiempo tienen sin cuidarse de embarazarse.

Con un buen interrogatorio en una primera consulta, es mucho lo que se descubre de dónde podría estar la causa de la infertilidad y permitiría orientar los exámenes de laboratorio que se deben solicitar para ser evaluados en la segunda consulta.

Capítulo 6

Segundo paso. Entrega de resultados

¡Hola! Bienvenidos a la segunda consulta de fertilidad. En esta consulta estaremos revisando los exámenes que solicitamos en la primera consulta luego del interrogatorio que allí hicimos.

En todas las consultas por infertilidad se solicitan algunos exámenes obligatorios y otros que se deben individualizar según cada caso. No se debe colocar a todos los pacientes en el mismo saco, no se debe pedir a todos el mismo grupo de exámenes como si fuese una receta de cocina. Cada caso es distinto a otro y requiere de atención especial y exámenes distintos. Sin embargo, hay un grupo pequeño de exámenes que sí es de rutina y sí se solicita a todos los pacientes que consultan por infertilidad. Estos exámenes evalúan aquello que te había hablado en el capítulo correspondiente al milagro de la vida. Allí vimos que para que se dé ese milagro es necesario que existan tres cosas fundamentales: una buena producción de gametos, un perfecto encuentro de esos gametos y una correcta implantación del embrión. Algún defecto en alguna de estas tres etapas es la causa de la infertilidad y allí es donde deben estar dirigidas las evaluaciones para el diagnóstico. En la primera consulta, por medio del interrogatorio, tuvimos un panorama bastante amplio que nos pudo ayudar a conseguir el diagnóstico y hemos solicitado los exámenes necesarios que nos ayuden a comprobar nuestras sospechas sobre el problema. Ahora en esta segunda consulta vamos a revisar algunos de esos exámenes.

El grupo de exámenes obligatorios debe llevar: un espermograma sencillo que evalúe características físicas del semen como viscosidad, licuefacción, volumen de semen, concentración de espermatozoides, movilidad y forma de los espermatozoides, y presencia de células redondas; una prueba de progesterona en sangre por lo regular el día 20 a 22 del ciclo menstrual; el test para detectar *Chlamydia trachomatis* si hay o hubo la bacteria; el estudio de las trompas preferiblemente la histerosalpingografía; y un eco-pélvico transvaginal. Con estos pocos exámenes se está evaluando un poco más del 90% de las causas de infertilidad.

Con el espermograma y la progesterona se está evaluando la producción de gametos, con la histerosalpingografía se evalúan las trompas y la cavidad uterina, y con el eco se termina de echar un vistazo a ovarios, útero y sus anexos.

El espermograma podría ser el único examen que se le solicite al hombre si este sale normal. Para ello el hombre debe tomar la muestra por masturbación, recogida directamente en un envase recolector de orina o alguno estéril de boca más ancha. En algunos casos la muestra puede ser tomada en casa y en otros en el mismo laboratorio, esto dependerá del criterio que use el laboratorio. Si es tomada en casa debe llevarla al laboratorio especializado tapada de la luz y a temperatura ambiente. Si llegara a encontrarse algún problema en la muestra como por ejemplo cuentas espermáticas bajas o alteraciones en la movilidad y la forma del espermatozoide, se deben solicitar exámenes adicionales que serán entregados en la tercera consulta. En estos casos se deben incluir algunas hormonas como FSH y LH, las tiroideas, la prolactina y la testosterona, además de un eco doppler testicular y en algunos casos un examen genético como el cariotipo. En casos de azoospermia o ausencia total de espermatozoides esta puede ser de dos tipos: la obstructiva y la secretora. La primera se refiere a cuando las vías espermáticas están trancadas, se producen espermatozoides, pero estos no logran salir por tener las vías trancadas. La segunda se refiere a que no hay producción de espermatozoides. Para averiguar si se trata de una o de otra, nos podemos apoyar en los resultados de las hormonas y/o haciendo una biopsia en el testículo, para así buscar los espermatozoides directamente en la fábrica. Hay otro grupo numeroso de exámenes que se pueden solicitar al verse comprometido el factor masculino, que para efectos de este libro no alcanzaría el espacio y sólo estarían indicados al tener sospechas de enfermedades específicas. Los problemas de infertilidad por factor masculino pueden ser tratados y mejorar, sin la necesidad de llegar a procedimientos de alta complejidad de los que te hablaré más adelante.

La mejor forma de medir ovulación es con la progesterona en sangre y se debe medir cuando esta tiene su máxima producción que es en la mitad de la fase lútea, en los días 20 a 22 de un ciclo menstrual de 28 días, recordándote que el día uno del ciclo es el primer día de menstruación. El simple hecho de presentar sangrados menstruales regulares y fijos todos los meses, es un indicativo casi seguro de ovulación. Hay algunas formas de saber qué día se está ovulando. Se puede estar pendiente de las características del moco como te dije en algún capitulo anterior, al haber el cambio de húmedo a seco es porque hubo ovulación. También se puede saber midiendo la temperatura corporal con un termómetro de esos que utilizas para medir fiebre. Se debe bajar la temperatura del termómetro la noche anterior y colocarlo cerca de la cama, puede ser en la mesita de noche que se tiene al lado de la cama. Al día siguiente, apenas te despiertes, se debe tomar la temperatura, midiéndola en la boca y anotándola. Eso debe hacerse todos los días comenzando con el primer día de regla. Cuando haya la variación de por lo menos medio grado centígrado hacia arriba es el momento en que se ovuló. La temperatura corporal se eleva en la fase lútea del ciclo menstrual, es decir, luego de la ovulación. Debes anotarla en una hoja todos los días y estar pendiente de cuándo es que ocurre ese cambio hacia arriba de la temperatura.

La falta de ovulación o anovulación va a hacer que los ciclos se vuelvan muy largos, de más de 35 días, incluso meses y hay que inducir o provocar el sangrado con medicamentos. Hay muchas causas que provocan la anovulación. En el capítulo anterior te había adelantado algo sobre eso, acá te contaré algunas anécdotas con mis pacientes. Hubo un caso de una joven adolescente, estudiante de un liceo en Caracas que me consultó por trastornos de regla tipo oligoamenorrea, estos son esos ciclos largos de más de tres meses. Ella había consultado a otros médicos y siempre le indicaban pastillas tipo anticonceptivos orales, lo cual le hacía tener menstruaciones cada 28 días, pero al suspenderlos volvía el problema de la oligoamenorrea. Me consulta por una recomendación de una amiga de ella para buscar otra solución a su problema, pues no deseaba tomar más anticonceptivos, estaba cansada de esos tratamientos y no veía que funcionaban. Al interrogarla conseguí que tenía más de un problema y no eran problemas aislados, todos tenían relación y una sola solución. Ella tenía dolores de cabeza frecuentes y le habían diagnosticado "migraña" siendo tratada con analgésicos que aliviaban el dolor, pero estos regresaban con cierta frecuencia. Tenía problemas de visión y le habían indicado el uso de lentes. No se concentraba, tenía un mal rendimiento en el colegio, por lo que estaba en consulta con psicólogos. Al examinarla noté que botaba secreción blanca como leche por los pezones cuando se les presionaba, lo cual refería que tenía ya varios años con eso y que creía era normal. Hay un conjunto de síntomas que conforman lo que es el "síndrome de amenorrea galactorrea", que se refiere a ausencia de menstruaciones y secreción de leche por pezón, producido por el aumento de la hormona prolactina. Le indiqué una prueba en sangre de prolactina y esta salió elevada. La prolactina se produce en una glándula llamada hipófisis que está en la base del cerebro, específicamente en un sitio llamada "silla turca", justo por debajo de los nervios ópticos que traen la información de lo que vemos. Le indiqué una resonancia de la silla turca y reportó un tumor, un macroadenoma llamado prolactinoma que era el productor exagerado de prolactina que estaba provocando la ausencia de regla, los dolores de cabeza, los problemas de visión y la falta de concentración en clase. Al colocar una pastilla para tratar el prolactinoma y reducir su tamaño, sus ciclos se hicieron regulares de 28 días de duración, desaparecieron los dolores de cabeza, no tuvo que usar más lentes y sus calificaciones en el colegio mejoraron notablemente.

Siempre he dicho que la naturaleza es perfecta y he escrito en otras oportunidades sobre eso, de cómo el cuerpo responde a lo que le decimos, de hecho, en uno de los capítulos de mi novela "Michel" encontrarás un escrito sobre esto. Muchas veces de forma subconsciente mandamos informaciones que puede que no sean las adecuadas y esto nos esté generando algún problema de salud e incluso de vida. El cerebro obedece sobre la información que nuestros sentidos le mandan, información que podemos incluso adecuar a lo que buscamos usando la visualización. Resulta que este recurso en algunas ocasiones no sabemos manejarlo y mandamos una información no adecuada y el cerebro sólo obedece a esto. Se me presentó en la consulta una mujer joven ingeniero, educada y aparentemente muy centrada. Comencé mi interrogatorio y todo marchaba muy bien. A pesar de lo exhaustivo de mi interrogatorio, no podía localizar el foco del problema. En estos casos siempre pido algo de iluminación o "que me soplen desde arriba" y es así como en ocasiones ocurren las cosas. Hay que estar atentos a los detalles. Tuve en esos momentos de causalidad que abrir una de mis gavetas del escritorio, donde guardaba un resaltador que buscaba sin poder conseguir. Saqué de allí algunas cosas y las fui colocando sobre mi escritorio, frente a mi paciente. Al conseguir el resaltador noté que la ingeniero de ser una mujer centrada y ecuánime, se había transformado en una mujer insegura y nerviosa. Algo la había hecho cambiar. Hice una revisión rápida de lo que había pasado unos minutos antes del cambio y no encontraba aun el detalle. Guardé las cosas que había sacado de la gaveta, menos el resaltador, y observé que la ingeniero había regresado al estado inicial de seguridad y ecuanimidad. Allí estaba, entre las cosas que había en mi gaveta estaba el disparador de aquel cambio, y en efecto había una inyectadora. Al sacar la inyectadora y colocarla nuevamente sobre mi escritorio, la paciente se descontrolaba, volviendo a la normalidad al guardarla. Ella me confesó que les tenía un pavor enorme a las inyecciones. Esa era la información que le enviaba a su cerebro y este obedientemente había decidido que ella no ovulara. Su cerebro sabía que embarazarse implicaría muchas inyecciones y lo que es peor, un parto. Al conversar con ella y mostrarle cuál era su problema de anovulación, su ciclo se vuelve regular, comienza a ovular y se embaraza, no una sino dos veces. Hoy es una madre feliz de dos hermosas niñas. Esto se presenta en muchas otras situaciones donde existe un estrés externo extremo, donde la información que se le da al cerebro es no te embaraces, no ovules, acá afuera no están las condiciones para tener un bebé, y ¿cómo la naturaleza siendo tan perfecta podría traer a un niño a una situación externa tan terrible?

El otro examen obligatorio es la detección de *Chlamydia trachomatis*. La prueba debe estar destinada a averiguar si tuvo el contacto con la bacteria o si la tiene. Se debe solicitar el examen obligatoriamente por varias razones. Lo primero es por ser silente, el que la porta no presenta síntomas ni signos; segundo es por la incidencia tan elevada en parejas infértiles, cerca del 50% de las parejas que consultan por fertilidad la tienen o tuvieron contacto con la bacteria; y tercero porque es un examen que debe estar negativo para poder indicar la histerosalpingografía, si estuviese presente y se hace el estudio, se corre el riesgo de llevarla desde la vagina hasta las trompas.

Luego de tener el resultado anterior, se realiza la histerosalpingografía. Este es un estudio radiológico en donde mediante una cánula se va colocando en forma progresiva un contraste iodado a través del canal cervical o del cuello del útero, y se van tomando radiografías. De esta forma se va "pintando" todo lo que es cavidad, por donde va pasando el contraste se ve blanco en las radiografías y se ve la cavidad uterina y las trompas. Si hay defectos de llenado en útero puede ser debido a alguna tumoración tipo mioma o pólipo, alguna sinequia, de las que te nombré en algún capítulo de este libro, o incluso alguna malformación uterina tipo útero doble o tabicado. Si las trompas están trancadas no se vería el paso de contraste a través de ellas. Si están dañadas o enfermas, se vería que acumulan el contraste. Es el estudio mejor indicado para evaluar trompas, sólo estaría contraindicado con la Chlamydia positiva y en casos de alergias al iodo.

Cuando se realiza la histerosalpingografía con el objetivo de ver permeabilidad de las trompas, el contraste que se utiliza debe entrar desde el útero hacia las trompas y dibujarlas en todo su trayecto y extensión hasta que salga por el extremo de las fimbrias que es el que abre hacia los ovarios. Si este trayecto está trancado, el contraste no dibujará toda la trompa. Llegará hasta el sitio donde está la oclusión y no se verá salir contraste por el extremo de la fimbria de la trompa. Puede darse el caso de que las trompas estén permeables y dañadas, o dañadas y trancadas. En el primer caso (sactosálpinx) el contraste entra en las trompas, sigue todo su trayecto y puede salir por la fimbria, pero el contraste permanece en la trompa durante todo el estudio, y en el segundo caso (hidrosálpinx) el contraste no sale por la fimbria y permanece en trompa hasta la última radiografía. Lo normal es que las trompas por tener la capacidad de contraerse boten el contraste, y en la última radiografía no se observe nada de contraste ni en trompas ni en cavidad uterina. Cuando en la última radiografía del estudio se sigue viendo trompa es porque esta perdió su capacidad de contraerse y de botar el contraste, es decir, está dañada. Entonces en estos dos casos de dañadas y permeables, o dañadas y trancadas, lo sugerido es realizar una cirugía laparoscópica, ver las trompas directamente por la cirugía y decidir si es más conveniente sacar la(s) trompa(s) o dejarla(s).

Un sactosálpinx o un hidrosálpinx es una trompa hinchada, con un proceso inflamatorio crónico o de larga data, donde hay un ambiente de muchas células inflamatorias y secreciones de estas células que afectarán enormemente las posibilidades de embarazo. Es como si en esa zona de la trompa hubiese una guerra, un continuo tiroteo. En el caso de un sactosálpinx, el espermatozoide debe pasar por esta zona y puede ser atacado antes de que logre su objetivo. Si algún espermatozoide logra avanzar y fecundar, luego el embrión debe regresar por esa misma zona y podría igualmente ser atacado y destruido antes de llegar al útero para su implantación, o podría retrasarse su viaje. Él tiene seis días luego de fecundado para implantarse, si no logra atravesar la trompa en seis días por tener que esquivar un camino lleno de desechos inflamatorios y donde la trompa no le ayuda a moverse porque perdió su capacidad de contraerse, entonces el embrión podría quedar atrapado en trompa y al sexto día implantarse allí originando un embarazo ectópico. Lo otro que puede ocurrir es que logra pasar el espermatozoide, este fecunda y el embrión logra luego llegar a tiempo al útero, pero todos estos desechos tóxicos productos de la inflamación que está ocurriendo en la trompa, deben drenar hacia algún sitio y podrían hacerlo hacia la cavidad uterina que es el sitio donde se va a sembrar el bebé. Es como que el sitio donde se va a sembrar una matica estuviese lleno de basura y material tóxico, entonces el embrión no se siembra o se siembra y no crece provocando un aborto temprano. Es por esto que lo sugerido en estos casos es retirar la(s) trompa(s) dañada(s) y esto aumentaría las posibilidades de embarazo. Si el daño estuviese en ambas trompas y sea necesario sacar ambas, es lo recomendado para que aumenten las posibilidades de embarazo, pero en este caso deben realizarse procedimientos de alta complejidad que veremos en un siguiente capítulo.

Con este pequeño grupo de exámenes hemos podido evaluar más del 90% de las causas de infertilidad. Acá debemos individualizar al paciente y saber qué otros exámenes solicitar. Para ello nos apoyamos en el interrogatorio que hicimos en la primera consulta y solicitamos esos exámenes de casos especiales.

Capítulo 7
Casos especiales

Antes de comenzar a hablarte de estos casos especiales, debo recordar en este momento que el objetivo de la consulta por infertilidad es conseguir tener en bebé, no averiguar la causa de la infertilidad. Claro está que para poder colocar tratamiento u ofrecer algún procedimiento, es necesario conocer la causa de la infertilidad, pero en ocasiones esta no se consigue con los primeros exámenes y se podría pasar mucho tiempo haciendo innumerables y costosos exámenes sin conseguir el diagnóstico, desviándonos del objetivo original: tener un bebé.

El primer grupo de exámenes más un buen interrogatorio, nos darán más de 90% de seguridad de diagnóstico. Cada paciente es distinto y debemos solicitar algunos otros exámenes para estos casos. Si no se consiguiera el diagnóstico con esto, se sigue adelante en la búsqueda del bebé usando algún procedimiento de fertilidad, donde en muchos casos se consigue el problema justamente al estar aplicando este procedimiento. Te recuerdo acá aquello que te mencioné de la infertilidad de origen desconocido, donde lo psicológico y la compatibilidad entre los miembros de la pareja, influye en su origen.

La edad materna es una causa de infertilidad. La mujer nace con el número de óvulos que tendrá durante su vida. Cuando se era un embrión, a partir de las 20 semanas de vida intrauterina, ya comienza a haber una pérdida de óvulos. En ese momento presenta entre 6 a 7 millones de óvulos. Al nacer tiene 1 a 2 millones, al llegar a la adolescencia tendrá alrededor de 300 mil. Ellos se pierden en forma constante, en número constante, independientemente se usen anticonceptivos o se hiperestimule para ovular. Esto es la reserva ovárica. A partir de los 35 años de edad de la mujer, la reserva ovárica comienza a hacerse baja. La menopausia se refiere a la última menstruación de la vida de esa mujer y puede ocurrir fisiológicamente a partir de los 40 años de edad. Si se presentara antes de los 40 años se llamaría menopausia precoz y es patológico.

Hay varias formas de medir la reserva. Por ecografía se puede ver qué tantos folículos pueden tener los ovarios. Los ovarios jóvenes suelen tener imágenes que llamamos ovarios multifoliculares y son normales. Estos a veces se confunden con ovarios poliquísticos porque hay muchos folículos que se ven como unos círculos negros en un ovario un poco más blanco, de distintos tamaños, distribuidos en distintas partes de los ovarios, mientras que en el ovario poliquístico las imágenes de estos círculos negros son más o menos del mismo tamaño y están distribuidos en la parte externa de los ovarios, dando una imagen que parece una "rueda de carreta". En un ovario con baja reserva los ovarios se ven muy lisos, con muy pocos o ningún folículo. Otra manera de tener un estimado de la reserva ovárica es midiendo hormonas. La FSH y el estradiol son un par de hormonas que nos ayudan a eso. La FSH es producida en la glándula hipófisis del cerebro, su nombre completo en español es "hormona folículo estimulante" y como lo dice su nombre estimula a los folículos que están en el ovario para que estos crezcan y se desarrollen. Estos al ser estimulados producen estradiol y el estradiol es un indicativo para la hipófisis de que se está cumpliendo su trabajo, entonces disminuye la producción de FSH. Mientras más folículos haya, más estradiol habrá y menos producción de FSH pues no se necesita mucha dosis de esta última para estimular los folículos, una mínima dosis los estimularía. En cambio, cuando la reserva está baja hay pocos folículos, estos producen poco estradiol y eso lo detecta la hipófisis, incrementando la secreción de FSH. De esta manera podemos tener un estimado de la reserva midiendo FSH y estradiol, y lo ideal es medirlos con una muestra de sangre, un pinchacito en el brazo, los primeros días del ciclo, es decir, con la menstruación. Mientras más altos los niveles de FSH, menor la reserva ovárica. Hay otras dos hormonas que las produce el folículo que también nos ayudan a medir reserva: inhibina B y hormona antimüleriana. Mientras más bajas estén, menor la reserva.

El síndrome de ovario poliquístico (SOP) requiere una atención especial. A diferencia de lo que vemos con la edad, acá la cantidad de folículos es muy grande. Este síndrome se caracteriza por tener ciclos anovulatorios y hormonas tipo andrógenos aumentadas en sangre. La paciente no ovula, tiene ciclos muy largos, pasan meses sin ver menstruaciones, tienen vello corporal grueso de distribución masculina, es decir, en barba, bigote, pecho, alrededor de pezón, en la línea media por debajo del ombligo y en la cara interna de los muslos, y por lo regular son obesas. Pueden tener la piel más oscura en el área de las axilas, en la entrepierna y bajo las mamas, a esto se le llama "acantosis nigricans" y es producto por lo general de resistencia periférica a la insulina. En estas pacientes hay que averiguar el origen de esa fuente exagerada de andrógenos, los cuales pueden provenir de dos sitios: ovarios o glándulas suprarrenales, y en algunos casos de ambos. Al conocerse el origen del hiperandrogenismo, hay que disminuir ese ambiente androgénico y luego estimular la ovulación de una manera muy suave porque responderán en una forma exagerada si se hace lo contrario. Además, hay que tratarle la resistencia a la insulina.

La endometriosis de la que tanto he nombrado, es una enfermedad que como te dije anteriormente, en muchos casos no es tan sencillo su diagnóstico, muchas veces se sospecha, pero hay que asegurar el diagnóstico y luego viene su tratamiento. La enfermedad puede cursar o no con problemas inflamatorios e inmunológicos. Se solicitan muchas pruebas buscando cuál de los marcadores de inflamación o inmunológicos puede(n) estar alterado(s) y al encontrarlo(s) debe(n) comenzar a tratarse. En algunos casos parte del tratamiento es quirúrgico. Se hace una laparoscopia para diagnosticar y se aprovecha para fulgurar o quemar los focos pequeños de endometriosis que se encuentren. Luego se puede colocar un tratamiento que bloquee la producción de estradiol por el ovario, produciendo una especie de "menopausia transitoria". El estradiol producido por los folículos del ovario actúa sobre el endometrio del útero para que este crezca, en el caso de la endometriosis como este es el mismo endometrio, pero localizado en un sitio distinto al habitual, respondería igual creciendo. En otras palabras, el estradiol es quien alimenta a la endometriosis, entonces se le debe quitar esa comida para que este no crezca bloqueando al ovario que es el que se la proporciona, algo parecido a lo que ocurre en la menopausia. Este bloqueo es transitorio y debe hacerse inmediato luego de la cirugía, mientras se aplaca la condición inflamatoria y/o inmunológica coexistente con la enfermedad. Al finalizar el bloqueo que debe ser por mínimo 3 meses y no más de 6 meses, se debe estimular ovulación y proponer algún procedimiento de fertilidad, de los que te hablaré luego.

Finalmente me quedaría hablar en este capítulo de los problemas de infertilidad menos comunes que son los de origen inmunológico, de coagulación y los genéticos. Un bebé es un ser extraño inmunológicamente para la mamá, qué mejor muestra de ello que sea un bebé varón y la mamá por supuesto de sexo opuesto. El sistema inmunológico está diseñado para atacar lo que no es reconocido como propio. Un bebé queda protegido de este ataque gracias a las bondades de la progesterona. A veces este sistema de defensa que gracias a Dios todos tenemos, se puede volver contra nosotros mismos y generar lo que llamamos enfermedades autoinmunes, donde se desconoce lo propio. En el área de fertilidad puede haber muchas formas de agresión inmunológica y autoinmunológica. El hombre puede destruir sus propios espermatozoides o ser la mujer la que los destruye. Los ovarios pueden ser atacados por un sistema inmunológico alterado, puede atacar trompas, endometrio y al bebé inclusive. Otro de los problemas que se pueden presentar son los trastornos de coagulación que dificultan el crecimiento del bebé luego de su implantación en el útero, provocando microinfartos en zonas claves que tienen que ver con la placenta. Estos casos inmunológicos y por trastornos de coagulación pueden ser diagnosticados, tratados y conseguir el esperado bebé.

La genética como enfermedad y no como azar a la que todos estamos expuestos y no podemos escapar, puede ser otra causa no tan frecuente de infertilidad y sobre todo de aborto recurrente. En estos casos se debe indicar el cariotipo a los padres y ver qué tan comprometida esté la genética en esto. El objetivo es tener un hijo y para esto también hay solución.

Capítulo 8
Tercer paso. Tratamiento adecuado

Hemos llegado a nuestra última consulta. En este momento debemos tener una idea bastante clara de dónde podría estar el problema que está causando la infertilidad. Ya el resultado de los exámenes más importantes los debemos tener listos para esta consulta. Acá decidiremos tratamiento y el procedimiento a emplear para lograr el objetivo: tener el bebé.

Si se consigue algún examen alterado, hay que comenzar el tratamiento específico para eso que se encontró. A esto hay que añadirle el procedimiento de fertilidad adecuado. Se hace todo al unísono: tratar la causa y hacer un procedimiento.

Pongamos un ejemplo: se consigue en los exámenes que no está ovulando por un problema en tiroides, un hipotiroidismo. En ese caso se debe continuar con la evaluación de la glándula tiroidea, con ecografía tiroidea y solicitar anticuerpos específicos para su evaluación como los anticuerpos antitiroideos y los antimicrosomales. Se indica un tratamiento inicial para la tiroides que iremos evaluando según la respuesta que veamos en la tiroides, y se ofrece realizar algún procedimiento de fertilidad a medida que vamos tratando la tiroides. No es esperar a que mejore el problema tiroideo para ver si se embarazan, recuerda que el objetivo es buscar el embarazo, entonces es tratar tiroides y a su vez hacer procedimientos de fertilidad. Tampoco es que todos los que consultan por fertilidad deben llevar tratamiento para la tiroides, este tratamiento es sólo para aquellos pacientes que lo requieran. Lo mismo sucedería para un paciente que tenga problemas espermáticos, o que tenga problemas de prolactina alta o de resistencia a la insulina, etc. Se comienza a tratar lo que se consiga alterado y se ofrece el procedimiento paralelo al tratamiento.

¿Cuáles son estos procedimientos que tanto te he nombrado? Los procedimientos pueden ser de dos tipos: de baja complejidad y de alta complejidad. Los primeros se refieren a relaciones dirigidas e inseminaciones artificiales de semen, y los últimos a fecundación *invitro* (FIV) y la inyección intracitoplasmática de espermatozoides (ICSI). De ellos te hablaré a continuación.

En las relaciones dirigidas se debe realizar una estimulación ovárica controlada para lograr la ovulación y monitorearla ecográficamente. Para ello se pueden utilizar distintos tipos de tratamientos estimuladores. Los hay en pastillas y con inyecciones. Las pastillas más comúnmente usadas son las que tienen Citrato de Clomifeno. Este medicamento bloquea los receptores de estrógeno que tienen las células. Al haber un bloqueo del estrógeno, la hipófisis que es la que produce la FSH (hormona folículo estimulante) cree que no hay folículos porque recuerda que los folículos son los que producen el estrógeno, entonces el medicamento bloqueando los receptores de estrógeno engaña a la hipófisis haciéndole creer que no hay folículos, por lo que aumenta la producción natural de FSH, aumentando con esto la estimulación de folículos en el ovario. El otro medicamento que se puede usar son las inyecciones. Su principio activo es FSH recombinante, es decir, FSH humana producida a través de bacterias modificadas genéticamente. Los genes que sintetizan o producen la FSH en nosotros los humanos, son introducidos en una bacteria para que esta con su maquinaria de replicación propia de una célula pueda leer la información de este gen, sintetizar FSH y hacer muchas copias de ella. Estas inyecciones son más directas y más efectivas en relación a resultados. En vez de engañar a la hipófisis para que aumente la producción de FSH como lo hacen las pastillas, estas inyecciones introducen directamente la FSH. La posibilidad de embarazo aumenta al doble usando inyecciones en comparación al uso de pastillas. Si se usa Clomifeno este debe ser acompañado de estradiol en tabletas orales para mejorar el grosor del endometrio y la producción de moco. Con inyecciones de FSH no hace falta tomar estradiol. La FSH puede combinarse con inyecciones de LH en algunas pacientes.

Esta estimulación controlada comienza cerca del primer día de menstruación y se debe monitorear ecográficamente, es decir, se deben hacer ecosonogramas interdiarios preferiblemente transvaginales por un tiempo de 10 a 12 días, esto con el fin de observar de cerca cómo se está dando la estimulación ovárica y poder ajustar dosis (sólo con el uso de las inyecciones) ya sea aumentándola o disminuyéndola. No se deben colocar los medicamentos sin el monitoreo. Cuando se consiga el número de folículos adecuado con el tamaño adecuado, esto es como máximo 4 folículos entre los dos ovarios y que midan más de 18 mm, entonces podemos colocar otro medicamento que permitirá que se rompan los folículos y se dé la ovulación. Luego de esto se tienen las relaciones sexuales y se espera el tiempo prudencial para la prueba de embarazo.

Con la estimulación ovárica podemos conseguir tres tipos de respuesta en los ovarios. La respuesta ideal es la que describí como respuesta adecuada en el párrafo anterior. Una segunda respuesta podría ser no conseguir respuesta en los ovarios. La poca respuesta es muchas veces reflejo de una baja reserva ovárica y en estos casos, si se usan inyecciones, se debe ir aumentando progresivamente la dosis hasta conseguir respuesta. La tercera forma de respuesta es que esta sea exagerada. Esta respuesta podría ser peligrosa si no es detectada a tiempo, provocando el síndrome de hiperestimulación ovárica, clasificándose en tres niveles: leve, moderado y severo, este último podría requerir de hospitalización de la paciente e incluso en sus casos más severos de una unidad de cuidados intensivos. Por fortuna esto es sumamente raro que ocurra. La hiperestimulación se puede detectar a tiempo y evitar usando tratamiento preventivo.

En el caso de la inseminación artificial de semen el proceso de estimulación es el mismo, lo que cambia es el final del procedimiento. En vez de tener las relaciones, se hace la inseminación. Esto es, se coloca una cánula dentro de la cavidad uterina a través del cuello del útero siguiendo su canal. Por el extremo de la cánula que queda fuera del útero se inyecta con una jeringa una muestra de semen preparada. Imagina que la cánula fuese una pajilla, un extremo de la pajilla está dentro de la cavidad uterina y por el otro extremo se empujan los espermatozoides dentro. Es un procedimiento sencillo, se puede realizar en el consultorio médico y no produce molestias ni dolor. Se realiza cuando la pareja tiene muchos años de relaciones sexuales sin protección en la búsqueda del bebé sin conseguirlo, o que lleve más de seis ciclos de relaciones dirigidas sin resultados positivos. También es recomendado cuando la mujer es mayor de 37 años independientemente del tiempo que lleve con su pareja. Otra indicación es cuando se sospecha problemas en cuello o vagina de tipo inmunológico, de pH o que no tenga buen moco cervical.

Los procedimientos de alta complejidad comienzan igual que los de baja, con una estimulación controlada y monitoreada. La estimulación es más enérgica para conseguir mayor número de folículos que en los procedimientos de baja complejidad. Es recomendado el uso exclusivo de FSH o combinado con LH, no el uso de Clomifeno. Acá no se espera la ovulación de la paciente, cuando los folículos estén en número adecuado y del tamaño adecuado, se deben aspirar antes de que ocurra la ovulación. Para ello se usan medicamentos que impiden que los folículos se rompan, frena la ovulación. Los folículos crecen, pero no rompen porque si rompieran no se podrían aspirar. Esto se realiza en un quirófano especializado. La paciente está sedada y con una aguja muy fina que se coloca sobre el traductor con el que se hace el ecosonograma transvaginal, se dirige hacia los folículos que se pueden observar a través del monitor del ecosonograma. Esta aguja tiene en su otro extremo una inyectadora que aspira. Al pinchar un folículo, se aspira su contenido que es donde está el óvulo, sacándolo y luego se le entrega al biólogo especialista. Se aspiran todos los folículos que han alcanzado la madurez en ese ciclo. En la fecundación *invitro* el biólogo coloca los óvulos en una especie de platico o cápsula de Petri y a su alrededor coloca una cantidad pequeña de espermatozoides. Estos comienzan a nadar y alguno de ellos logrará fecundar al óvulo. A cada óvulo se le hace el mismo procedimiento. Esto se deja en un lugar especial condicionado para ello en el laboratorio. Los embriones se pueden transferir al útero a los 2 a 6 días luego de la aspiración, por lo regular se transfieren a los 3 días. La transferencia embrionaria es un procedimiento igual al de la inseminación artificial de semen. El número máximo de embriones a transferir es tres.

El ICSI se diferencia del FIV en el trabajo que hace el biólogo. En el ICSI se toma un espermatozoide y se le inyecta dentro a cada óvulo aspirado, a diferencia del FIV en donde los espermatozoides se colocan alrededor del óvulo para que uno de ellos entre solo. Estos procedimientos de alta complejidad se realizan cuando las parejas han fracasado en procedimientos de baja complejidad, cuando la edad materna supera los 40 años, cuando hay exclusión u obstrucción de ambas trompas y cuando la muestra de semen está muy alterada.

Lo que determina si se realiza FIV o ICSI es la muestra de semen. Para ello se solicita un examen que se llama REM o recuperación de espermatozoides móviles. Esto consiste en someter a la muestra total de espermatozoides a una prueba de esfuerzo, donde los mejores se van a separar del resto. Este grupo es nuevamente contado y si el número que reporta es menor de 1 millón de espermatozoides entonces se debe programar un ICSI, si el número está entre 1 y 5 millones de espermatozoides el procedimiento debe ser un FIV, y si este es mayor de 5 millones se puede hacer inseminación, siempre y cuando alguna de las trompas esté permeable y sana, y la edad de la paciente así lo indique.

La posibilidad de embarazo múltiple es más frecuente en procedimientos de baja complejidad que en los de alta porque en este último se decide la cantidad de embriones a transferir, mientras que en los de baja dependerá del número de folículos que se desarrollen durante la estimulación.

Si recordamos lo dicho en los primeros capítulos de este libro, la posibilidad de embarazo para la especie humana en el primer mes de intento es de 33%. Para una inseminación es de 20% usando FSH como estimulante y para un FIV/ICSI es de 33%. Esta posibilidad de embarazo se va acumulando y aumentando a medida que más estimulaciones se hagan. ¿Recuerdas que el desarrollo de un folículo hasta su ovulación es de alrededor de un año? El ciclo menstrual es la etapa final de la foliculogénesis, entonces estas estimulaciones van a influir sobre los folículos que entran en el ciclo menstrual que se está estimulando y sobre todos los demás folículos que vendrán en camino para los próximos ciclos en un año. Es por esto que la posibilidad de embarazo va en aumento mientras más estimulaciones se hagan.

Al conseguirse el embarazo, este requiere de un cuidado especial, no porque se complique o sea de un riesgo obstétrico mayor que el resto de los embarazos, sino por las implicaciones o las dificultades que hubo para conseguirlo. Este será un embarazo normal, con las características de un embarazo normal y el mismo riesgo de complicaciones de un embarazo normal, pero los cuidados serán mayores porque se convierte en un embarazo o un bebé de oro. Las recomendaciones que doy a mis pacientes son a nivel físico, psicológico y sexual, sobre todo en las primeras trece semanas de gestación o el primer trimestre de embarazo. Estos cuidados se deben cumplir de inmediato si el procedimiento que se realizó fue un FIV o un ICSI, porque se están transfiriendo embriones. En el caso de las inseminaciones donde lo que se transfiere es semen, los cuidados deben comenzarse luego de la prueba de embarazo.

A nivel físico recomiendo evitar todo lo que pueda provocar contracciones o presiones a nivel de abdomen, como es evitar en lo posible subir o bajar escaleras, no pasar coleto, no manejar autos sincrónicos y no consumir ningún tipo de té, ni natural ni artificial, ni frío ni caliente, estos podrían provocar contracciones; a nivel psicológico, evitar en lo posible noticias o emociones fuertes, para ello la pareja debe servir de escudo o filtro de información si fuese necesario; y a nivel sexual evitar las relaciones durante el primer trimestre, tanto el semen como el orgasmo femenino, pueden provocar contracciones.

En el siguiente punto te hablaré sobre algunos casos especiales con variación o/y combinación de lo que hemos visto hasta ahora.

Capítulo 9
¿Qué es un hijo?

Comenzaré hablándote sobre algo que es inevitable, de lo que siempre me preguntan y que algunas no quieren aceptar. Me refiero al factor edad y la fertilidad. Lo primero que te diré es que sí se puede. La edad ya no es un impedimento físico para tener hijos. Lo que hay que tener claro acá es que los métodos para tener ese hijo no son por vía natural y se deben tener algunos puntos claros.

Acá tocaré el punto "hijo". ¿Qué es un hijo? La respuesta puede variar según la persona a quien se le haga la pregunta. Para muchos un hijo es el descendente directo de unos padres, de una pareja conformada por un hombre y una mujer, pero habría que preguntarle al hijo a quién considera él que son sus padres, porque quizás el concepto de padre sea distinto para el hijo, que el de hijo para el de los padres.

Les pondré un ejemplo que vemos en nuestras sociedades y de seguro conocemos o tenemos un caso cercano parecido a lo que les contaré. Hay algunos niños y luego adultos que dicen tener dos papás. Uno quien lo tuvo y otro quien lo crio. Acá vemos entonces como el concepto de hijo para esa persona puede ser otro, él puede decir que es hijo biológico de alguien e hijo de otra persona por ser quien estuvo con él en su crianza. En el caso de los niños adoptados pasa lo mismo. Los padres adoptivos difícilmente dirán cuando se les pregunte por el hijo que es un hijo adaptado, dirán con orgullo "él es mi hijo" o no "él es mi hijo adoptado", y el hijo dirá lo mismo de sus padres adoptivos, aunque podría no ser así si la relación padres adaptivos e hijo adoptado no sea una buena relación, pero de ser una buena relación no pondrán el adjetivo de "adoptivo" a la sociedad. Por eso el que dice "padre es el que cría".

El otro punto que mencionaré es qué es un espermatozoide o un óvulo. Ellos son gametos, son células que, aunque tengan la mitad de la carga genética de la especie, no son medias células, ni son seres vivos completos. Están vivos sí, como cualquier otra célula de nuestro cuerpo. Con esto quiero decir que un óvulo o un espermatozoide no son hijos, mensualmente se estarían suicidando o asesinando hijos si estos lo fuesen, además que no tienen la carga de la especie ni la capacidad de generar un ser vivo completo por ellos mismos.

Dicho esto, puedo continuar con el punto que inicié al comenzar este capítulo: la edad y la fertilidad. Cuando la reserva ovárica de una mujer está baja se debe optar por la donación de óvulos. Esto es, se estimula la ovulación en una persona con mejor reserva ovárica, se realiza un FIV con los óvulos de la donante y los espermatozoides de la pareja, y se transfieren los embriones a la mujer que desea el embarazo. Con esto se está logrando el objetivo por el que consulta la pareja: tener un bebé.

Acá surgen varias preguntas, unas por parte de quien dona y otras por quien recibe. La persona que dona en ocasiones se pregunta si está regalando o donando sus hijos, y para ello volvemos a líneas anteriores, un óvulo no es un hijo, la donación es darle la oportunidad a una pareja que no puede tener hijos con sus óvulos para poder así tenerlos.

La persona receptora en ocasiones se pregunta si ese hijo es de ella. La vida en ocasiones nos pone retos, nos sienta a pensar y meditar sobre qué sería la correcto, lo más apropiado, lo mejor. Debemos tomar decisiones. Si no se toman decisiones la vida seguirá tal cual la llevamos. Cuando llega una paciente, independientemente de su edad, sea de 20 o de 50 años, con un diagnóstico de depleción folicular, la de 20 por menopausia precoz, la de 50 porque se le agotaron los folículos, la aceptación de tal condición no es sencilla. Esa pareja tiene planes, tiene un deseo, quieren un hijo, quieren incorporarse a una sociedad como padres. Deben asimilar el diagnóstico, se les plantea la solución, ellos deben decidir si seguir con sus planes o dejarlos hasta allí. Desde acá donde estoy sentado, puedo decirles a todos aquellos que han pasado o están pasando por esta situación, que vale la pena. El niño será su hijo desde el mismo momento en que tengan en la mano una prueba de embarazo positiva, cuando lo vean por primera vez en las imágenes de un ecosonograma, cuando comiencen a sentir las náuseas o las embargue el exceso de sueño que produce un embarazo. Su vida dará un cambio total de 180 grados.

Me preguntan luego a quién se parecerá. Fíjate que acá vuelvo a traer mi percepción de que la naturaleza es sabia. En ese bebé que comienza a formarse y comienza a crecer en el útero, influyen tres factores. Está la genética del espermatozoide, la genética del óvulo y el ambiente uterino. Según mi consideración, esto no está descrito en libros, el ambiente puede manipular la expresión de los genes. Puede decir qué gen se expresa y cual no se expresa, y esta manipulación hará que el bebé se parezca a sus padres en este caso adoptivos y no a los biológicos. Eso lo he podido observar en mis pacientes, donde el óvulo pertenece a una donante y la niña o el niño tiene un gran parecido físico a la madre que lo lleva en su vientre. Se puede observar en los niños que son adoptados que tienen un parecido muy grande con sus padres adoptivos. Se puede observar incluso en parejas que parecen hermanos en vez de esposos. El ambiente a mi parecer, sin duda tiene influencia en la expresión de genes y esta influencia hace que se parezca a los padres que han decidido tener el bebé de esta forma, y en este caso el primer ambiente de un bebé es el vientre materno.

Lo mismo ocurre con semen donado en caso de que el hombre tenga azoospermia o ausencia total de espermatozoides, o que sus cuentas sean muy bajas y no dispongan del recurso económico para realizarse un ICSI. Acá la indicación es semen donante o heterólogo y una inseminación artificial de semen. Existe más aceptación en las parejas cuando se trata de donantes de óvulos que cuando se trata de donantes de semen. Ambos donantes, de óvulos y semen, deben ser anónimos, aunque en algunos casos la donación la hace algún familiar, ya sea hermano o hermana, siendo esto un caso menos común.

En los últimos trabajos publicados sobre lo que se refiere a la reserva ovárica, hay una esperanza para aquellas mujeres que padezcan de reservas bajas. Alrededor del ovario, hay una capa de células cuboidales que se llaman células germinales que hasta hace poco tiempo no se les había prestado atención. En algunos trabajos experimentales se ha descubierto que estas células con la debida estimulación pueden formar nuevos folículos. Si esto llegara a concretarse, el problema de baja reserva ovárica se estaría resolviendo.

Capítulo 10
¿Por qué a mí?

Cuando se estudia al ser humano desde el punto de vista médico, partimos siempre de su estado físico, de su afección física. Sin embargo, antes de que el cuerpo físico se enfermara tuvo que haber un daño o una afección por fuera de este. Hay mucha literatura de medicina no tradicional que habla sobre esto y algo de cierto hay en eso. Así como el cuerpo responde a las señales que ve, oye, huele y siente, así también responde a las señales que nosotros queramos enviarle. En mi práctica diaria de la medicina con pacientes que me consultan por deseos de embarazo y que tienen un diagnóstico de infertilidad, he notado que tienen conductas parecidas. He buscado si existe algún tipo de personalidad característica del paciente infértil pero no he encontrado que se describa la psicología de la infertilidad. A mi entender por lo que he visto, sí existe este tipo de personalidad y sería interesante saber si esa personalidad es producto de la infertilidad o es la causante de esta. Si algún psicólogo estuviese interesado en esto podemos conversarlo.

Lo que sí se sabe es que el paciente con problemas de fertilidad siente una presión muy grande por parte de la sociedad y más frecuentemente de sus amigos y familiares más cercanos, quienes insisten en preguntar para cuándo serán los nietos, los sobrinos o los primos. Algunos incluso se aventuran en ofrecer técnicas y medicinas para conseguirlo. Las parejas no participan y no son invitados por grupos sociales relacionados con niños como cumpleaños infantiles, colegios, reuniones de padres, etc. Se aíslan y se sienten excluidos e incómodos cuando en reuniones familiares y de amigos estos hablan sobre las travesuras de sus hijos, sus tareas escolares, sus nuevos amiguitos, etc. Esto puede generar ansiedad, depresión y de alguna forma sentirse culpables por los que les pasa o por lo que le pasa a su pareja. El apoyo psicológico en las parejas que consultan por infertilidad siempre estará acertadamente indicado.

Cuando las parejas conocen su diagnóstico, su primera reacción es la del rechazo y la negación. Es la no aceptación de lo que les está pasando. Este duelo requiere de un tiempo que puede variar según las parejas, y sobre todo de la solidez de la relación de pareja y de si el deseo de embarazo es mutuo o sólo uno de los miembros de la pareja lo desea y el otro sólo está para apoyarle en sus decisiones. Luego de la aceptación es cuando realmente está indicado realizar algún procedimiento para que este pueda tener más chance de ser exitoso.

Las parejas en muchas ocasiones pasan por muchos procedimientos, cambian constantemente de médico buscando distintas alternativas, tropiezan con el especialista no indicado para ello y deben recuperarse nuevamente en lo físico, en lo psicológico y en lo económico.

No se logra lo que podemos conseguir, se logra lo que creemos que se puede conseguir. El objetivo siempre se consigue en aquellas parejas que tienen la constancia para lograrlo, y allí es donde radica el secreto. Cada procedimiento que no termine en lo esperado, no debe considerarse un fracaso, sino todo lo contrario. Con cada procedimiento que se realice, si es el procedimiento indicado, le estará acercando al objetivo. Recuerda que en los primeros capítulos te comenté que mientras más procedimientos se realicen, más probabilidades de embarazo hay en el siguiente, pues esta probabilidad de lograrlo es acumulativa. La fe y la constancia son la clave para el éxito.

Te invito a que apuntes tu teléfono a la imagen que te muestro a continuación, que te llevará a muchas historias de esos padres felices que han conseguido su retoño

Capítulo 11
Mitos

¿Se puede escoger el sexo del bebé? La respuesta es SÍ, pero no como muchos creen. He asistido a algunas conferencias en donde el tema central ha sido buscar el sexo del bebé. También he oído de mis pacientes y de otras personas las numerosas anécdotas de técnicas para conseguir tal o cual bebé. Comenzaré por explicarte en qué se basan estas anécdotas.

El sexo del bebé viene determinado por el tipo de cromosoma sexual que traiga el espermatozoide. Los cromosomas sexuales pueden ser dos: X o Y. El óvulo siempre aportará el cromosoma X, y los espermatozoides pueden dar el cromosoma X o el cromosoma Y. Un varón lleva los cromosomas XY, X del óvulo y Y del espermatozoide; una hembra lleva los cromosomas XX, X del óvulo y X del espermatozoide. El cromosoma X es más grande y por ende más pesado que el Y, es por esto que el espermatozoide que porta un Y podría moverse con más ligereza que el que lleva el cromosoma X. También se ha comprobado que espermatozoides con cromosoma X tienen mayor supervivencia que aquellos que llevan un Y. La otra información que ya tú y yo manejamos por capítulos anteriores, es que un óvulo dura alrededor de 48 horas vivo y un espermatozoide alrededor de 72 horas. Teniendo esta información se podría pensar que los espermatozoides Y llegarán más rápido que los X hasta donde está el óvulo, y podrían fecundar primero, siempre y cuando la relación se haga el día de la ovulación o posterior a ella. Si la relación se tiene antes de ovular, los espermatozoides Y llegan primero, no encuentran óvulo, sobreviven menos y mueren, quedando los espermatozoides X vivos esperando la ovulación para fecundar. Pensando de esta forma se podría entonces concluir que relaciones antes de ovular pueden dar bebés hembra y relaciones después de ovular pueden dar bebés varones. Esto, aunque suene lógico no es del todo cierto. Trabajos serios de investigación no han podido demostrar tal afirmación, aunque se divulgue en conferencias médicas de que es así, si no es probado quedará como anécdota o curiosidad. Incluso se especula que, modificando el ambiente de la vagina, haciéndolo hostil para los espermatozoides, esto podría hacer que mueran más espermatozoides Y y haya más X que sobrevivan, aumentando la probabilidad de embarazo con bebés hembra. Esto también entra en el campo de lo anecdótico. Entonces, ¿Por qué a la pregunta de si puedo escoger el sexo del bebé mi respuesta fue sí? Ya te digo cómo realmente es que se puede hacer.

Para poder escoger el sexo del bebé, se debe escoger el espermatozoide que va a fecundar o una vez fecundado, se hace un estudio genético o *screening* genético. Al embrión de 5 días se le hace una biopsia. El embrión para ese tiempo está formado sólo por células. Cada una de estas células se llama blastómera. Se toma una blastómera del embrión y se estudia genéticamente haciendo un cariotipo. A esto se le conoce como Diagnóstico Preimplantatorio. Haciendo esto es que se ha descubierto que más de la mitad de los embriones humanos tienen un defecto genético que los hace incompatibles con la vida. También se pueden diagnosticar trisomías o alguna alteración genética de las compatibles con la vida, como síndrome de Down, Síndrome de Klinefelter, Síndrome de Turner, etc., y a lo que veníamos señalando se puede diagnosticar si el bebé será hembra o varón. Para hacer el Diagnóstico Preimplantatorio el procedimiento debe ser FIV o ICSI. Esto debe manejarse conociendo muy bien lo que se está haciendo, con criterio y no por capricho y ser totalmente consciente del hecho, pues hasta ahora les había hablado de criterios médicos para ayudar a parejas a tener hijos y estos procedimientos pueden ser cuestionados éticamente si nos ponemos a pensar que se está trabajando con embriones humanos como una vez fuimos cada uno de nosotros, y cabría preguntarnos qué sucederá con los embriones que no cumplen con lo que la pareja buscaba... Todo esto lo nombro para responder a la pregunta con la que inicié el capítulo y porque el conocimiento nos hace libres.

¿Hay algunas posiciones al tener relaciones sexuales que favorecen el embarazo? La respuesta es NO. Ni la posición de la relación ni la posición del útero influyen en mejorar o desfavorecer las posibilidades de embarazo. El útero está situado anatómicamente por delante del recto y por detrás de la vejiga urinaria. La posición uterina más frecuente es la anteversoflexión. Esto es, el útero está doblado hacia adelante en relación a su cuello. En ocasiones el ángulo que forma el cuerpo del útero con su cuello es muy cerrado, a eso se le llama anteversoflexión forzada. Puede estar en línea recta con el cuello y se le llama indiferente, o puede estar doblado hacia atrás del cuello, esa es la retroversión uterina. También podría estar hacia la derecha o hacia la izquierda de la línea media del cuerpo humano. Cualquier posición en la mayoría de las ocasiones es una variante normal y no es causa de infertilidad. Pocas veces estas posiciones infrecuentes pueden ser debidas a bridas o cicatrices internas producto de cirugías anteriores o infecciones, o que esté desplazado por alguna tumoración propia del útero, a sus anexos, o externas a este. En ese caso la posición anormal no es causa de infertilidad, la causa de infertilidad podría ser aquello que produjo la posición anómala, pero no la posición en sí.

Se especula sobre la posición de la relación y la posibilidad de embarazo, quedando privilegiadas la posición de misionero y la "de perrito". Los espermatozoides, cualquiera que sea la posición de la relación, quedarán depositados en vagina. Lo que sí debe hacerse luego de la eyaculación en vagina, es buscar una posición que mantenga ligeramente elevada la cintura, para que la fuerza de gravedad favorezca tener más tiempo el semen dentro de la vagina y no se bote. Este como dije en otro capítulo siempre se botará, pero se debe aprovechar por lo menos 20 minutos antes de levantarse y lavarse.

¿La edad es un impedimento para tener hijos sanos? Ciertamente a mayor edad las posibilidades de bebés con alteraciones cromosómicas aumentan, pero este aumento no es tan alto como nos lo han hecho ver en la sociedad. En general, a cualquier edad ya existen errores genéticos incompatibles con la vida. La naturaleza con su sabiduría hace una selección temprana de estos casos. Es por ello que alteraciones cromosómicas compatibles con la vida son consideradas condiciones y no enfermedades hoy día. Estas personas portadoras de un cromosoma extra son enseñanza y traen felicidad a sus padres, a pesar podríamos pensar, de lo que implica los cuidados especiales que deben tener, porque al final son muy especiales. Si vamos a ver, cada uno de nosotros somos portadores de por lo menos 10 enfermedades genéticas heredadas y congénitas, y acá estamos, con esas alteraciones que nos hacen tener una condición especial y ser distintos a otros.

¿Existe una dieta para la fertilidad? La respuesta es NO. A mis pacientes les digo que deben comer balanceado, a veces una dieta desbalancea. Sí hay alimentos que aumentan el deseo sexual, los llamados afrodisíacos, o quizás su influencia es más psicológica que física, pero, aunque sea psicológica, el deseo aumenta. Hablo del chocolate negro, los mariscos y ciertas frutas como la granada. Los antioxidantes que encontramos en frutas, vegetales y algunos aceites, siempre son buenos para la salud en general, restaurando los daños producidos por la oxidación celular, lo cual puede favorecer para que haya mejor calidad en los folículos y en los espermatozoides. Hay algunas plantas como la MACA cultivada en tierras altas como las que hay sobre todo en Perú, cuyos resultados han sido alentadores para el tratamiento de infertilidad por factor masculino, mejorando la calidad del semen, así como también el Pycnogenol que conseguimos en algunos medicamentos, el que proviene de la corteza de un pino francés.

Hay dietas para momentos específicos. Al haber una hiperestimulación ovárica leve a moderada, la dieta alta en proteínas puede ayudar a disminuir síntomas, así como el ingerir mucho líquido tipo sueroral. Al embarazarse evitar el consumo de té de cualquier tipo, frío o caliente, por el riesgo de estimular contracciones uterinas. La embarazada debe evitar comer a deshoras o "picar y pellizcar". Debe tener un horario de comidas y estas deben ser las tres comidas alternadas con tres meriendas, evitando cualquier tipo de alimento o bebida (salvo el agua) entre ellas. Consumir lácteos por el calcio, frutas y proteínas. Los granos por lo menos una vez a la semana.

¿Los anticonceptivos pueden hacerme infértil? NO, sin embargo, hay algunas observaciones que quiero hacer en este punto. Hay distintos tipos de anticonceptivos. Comenzaré hablando de los anticonceptivos orales o las pastillas. Las pastillas pueden tomarse por dos años seguidos a los que recomiendo luego descansar un mes. ¿Esto para qué? Para ver que todo ande bien hormonalmente, pues un anticonceptivo podría enmascarar un trastorno hormonal y pasar desapercibido. Me pasó con una paciente de 22 años de edad que llegó a mí tomando anticonceptivos prácticamente desde su desarrollo. Se los habían indicado por trastornos de regla, cosa que el anticonceptivo no mejora el trastorno de base, sólo hace ver sangrados mensuales como si todo estuviese perfectamente bien. Cuando ella suspendía el anticonceptivo, no veía período y como tenía pareja y no deseaba embarazo los tomó por algunos años seguidos. Me consulta porque deseaba casarse y tener hijos. Al suspender el anticonceptivo no veía período. Al evaluarla conseguí la FSH muy elevada, con valores que me indicaban menopausia precoz. No fue el anticonceptivo el causante de la menopausia, pero sí fue quien enmascaró la enfermedad y no se diagnosticó a tiempo.

Otra pregunta que me hacen en relación a los anticonceptivos orales es si es necesario desintoxicarse para poderse embarazar, y realmente no es necesaria tal desintoxicación, pues basta en muchas ocasiones que olvidan tomar una pastilla y logran embarazarse sin esperarlo.

Los dispositivos intrauterinos o DIU no causan infertilidad, pero sí pueden aumentar la frecuencia de infecciones genitales y estas sí pueden ser la causa de infertilidad, provocando endometritis y/o salpingitis que terminan afectando las trompas, sobre todo si se da la combinación de uso de DIU y tener múltiples parejas. Por ello la recomendación de no usar DIU si no se ha tenido un embarazo previo.

Hay anticonceptivos de depósito o de liberación permanente de hormonas, tipo inyecciones intramusculares o anticonceptivos intradérmicos. Este tipo de anticoncepción no provoca infertilidad, pero sí puede afectar por un tiempo la ovulación. Mientras pasa el efecto hormonal del medicamento la paciente no va a ovular, y este tiempo de espera de regulación de los ciclos puede variar de una paciente a otra, dependiendo sobre todo de la distribución que ha tenido el medicamento. Él se deposita en tejido adiposo o tejido graso, y mientras más depósito tenga, más lenta la recuperación de los ciclos ovulatorios.

Capítulo 12
Es el momento

Te has puesto a pensar por qué quieres tener un hijo. Una frase muy conocida nos dice que en la vida hay que plantar un árbol, tener un hijo y escribir un libro. Si bien esas podrían ser metas, también podrían ser el inicio de la vida, por eso esa búsqueda que todos tenemos de dejar luego de irnos algo que nos haga trascender en esta vida. Un árbol, un hijo, un libro, son actos de trascendencia, perdurarán más allá de nuestro tiempo, pero, así como les decía que son planteados como meta, así también les puedo decir que forman parte del inicio de la vida. Hay un antes y un después luego que se tiene un hijo. Con un hijo se vive a través de ellos.

Tener un hijo es poder dejar en él, en esa persona, un legado, una educación a través de la cual él nos reconocerá cuando no estemos, y el padre en ese caso se convierte en su maestro de vida.

Aquí radica lo que realmente es el significado de tener un hijo. Ese acto de magia que la biología y sus moléculas logra, que comienza con la unión de dos células, que se desarrollan y comienzan a adquirir una forma, un carácter y una personalidad, brindando esos primeros gritos de alegría al imprimir el primer movimiento en el vientre. Todos aquellos días de angustia, de frustración por procedimientos fallidos o retrasos menstruales que terminan en pruebas de embarazo negativas, todo ese pasado de incertidumbre y agonía, un día desaparece y se olvida cuando recibes del laboratorio tu primera hCG beta positiva. Corres a avisarle a tu pareja, quieres que el mundo entero se entere de tu alegría. Acá debes ser prudente y mantenerla en secreto hasta que veamos que aquello que parecía mentira y un sueño, sea real y pronto estará en tus brazos. Tu objetivo se ha logrado. La vida hoy te ha sonreído.

Una vez en un campeonato mundial de escritura, se inaugura la competencia con una consigna que decía: "escriban una lista de camas en las que hayan dormido y lo que pasó en ellas", mi cuento comenzó así:

"Así comenzó todo, estaba todo oscuro y yo dormido, acurrucado con mis piernas y mis muslos flexionados sobre mi pecho, arropándolos con uno de mis brazos y el otro brazo con el pulgar de mi mano en la boca. Mis ojos cerrados. Oía un continuo armónico golpe de tambor que me acompañaba en mi sueño, sintiendo el latir de un cordón dentro de mí que me trasmitía paz y seguridad sin necesidad de entender palabra alguna. Oscuro y cálido recinto, no necesitaba estar vestido. Sumergido en líquido de vez en cuando sentía un burbujeo que iba y venía con pequeñas olas. Flotaba o nadaba, no recuerdo bien, pero sí mi respiración era perfecta. De pronto, comenzó el espacio que había sido mi morada a estrecharse y empujarme hacia un delgado corredor que asomaba una luz encandiladora jamás antes vista que interrumpía mi paz y junto a ella un fuerte alboroto de sonidos de voces de las que algunas podía reconocer y otras no, con un volumen extraordinariamente alto, percibiendo un aumento en las pulsaciones de aquel tambor que me acompañaba, sintiendo el correr del agua en que flotaba, empujándome con fuerza la corriente hacia aquel precipicio del que casi caería si no es porque fui atajado y alado con fuerza, quitándome mi respiración perfecta, y con el instinto que se despertaba en mis genes, pude tomar mi primera bocanada de aire y con ella oírme en llanto de dolor en angustia de no saber qué sucedía, pues mi paz había sido alterada y sentí por primera vez, temor a lo desconocido. Un mundo nuevo lleno de luz se mostraba para mí cuando abrí mis ojos por primera vez. Dejaba yo allí mi primera cama, la cama del vientre de mi madre. Había cambiado de mundo, había nacido..."

Así comenzaba mi cuento, y es allí donde comenzará tu historia con ese bebé que tendrás en tus manos, que así sea.

ACERCA DEL AUTOR
ALEJANDRO SEGNINI BOSCH

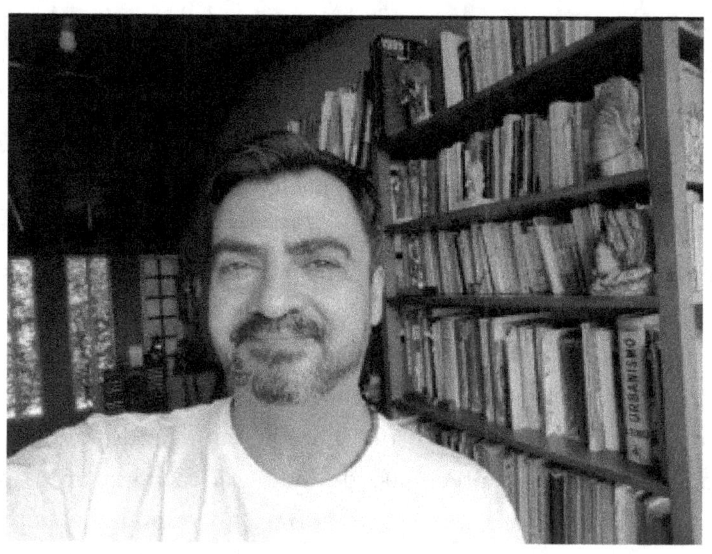

Nació en Barquisimeto, Venezuela. Médico Cirujano, egresado de la Universidad Centro-occidental Lisandro Alvarado (UCLA), Ginecólogo Clínico especialista en Reproducción Humana egresado de la Cruz Roja Venezolana en Caracas, Fellow Ship en Andrología y Seminología Clínica de la Clínica El Ávila en Caracas, con Maestría en Biología de la Reproducción Humana del Instituto Venezolano de Investigaciones Científicas (IVIC) en Altos de Pipe, Diplomado en Educación Universitaria, profesor de la UCLA en Barquisimeto. Músico, Locutor y Productor Radial del Instituto de Radio Fe y Alegría (IRFA) en Barquisimeto. El mayor de tres hermanos, padre de un adolescente. Autor de la novela de reconocimiento mundial "Michel" (2020) y de la novela "12 cuentos" junto a Mónica Moscarítolo Blaize (2021). Participante del cuarto, quinto y sexto Campeonato Mundial de

Escritura. Participante en distintas antologías de cuentos junto a otros autores internacionales publicadas en Lektu como "Amores del Reino", "Juglares de la poesía", "Los enviados del Reino" y "Caballos por la libertad".

Don't miss out!

Visit the website below and you can sign up to receive emails whenever Alejandro Segnini Bosch publishes a new book. There's no charge and no obligation.

https://books2read.com/r/B-A-PKCY-PSIIC

BOOKS2READ

Connecting independent readers to independent writers.